Oliver Sacks

Der Tag, an dem mein Bein fortging

Deutsch von
Dirk van Gunsteren

Rowohlt

Die Originalausgabe erschien 1984
unter dem Titel «A Leg to Stand On»
im Verlag Gerald Duckworth & Co. Ltd., London
Umschlagillustration Jan Rieckhoff
Umschlagtypographie Peter Wippermann

1. Auflage März 1989

Gesetzt aus der Bembo-Antiqua (Linotron 202)
Gesamtherstellung Clausen & Bosse, Leck
Printed in Germany
ISBN 3 498 06226 3

Inhalt

Daher behauptet auch die Heilkunde, sie habe von jeher die Erfahrung zum Prüfstein ihres Verfahrens gemacht. Also hatte Plato recht zu sagen, ein wahrer Arzt müßte notwendig erst alle Krankheiten, die er heilen wolle, selbst gehabt haben, und alle Zufälle und Umstände durchgegangen sein, welche seiner Beurteilung unterworfen werden... Wirklich, nur einem solchen würde ich mich anvertrauen. Denn die andern führen uns wie jener, welcher Meere, Klippen und Häfen auf den Tisch hinmalt, an welchem er sitzt, und das Modell eines Schiffchens in aller Sicherheit herumspazieren läßt. Bringt ihn zur wirklichen Tat, so weiß er nicht, mit welcher Hand er angreifen soll.

Montaigne, «Essais» III, Kap. 13

Vorwort

Thom Gunn* hat eindringlich über die «Anstöße» der Poesie geschrieben. Nicht anders als die Kunst hat auch die Wissenschaft ihre Anstöße: Manchmal handelt es sich, wie bei Kekulés Schlangen, um eine Traum-Metapher, manchmal um eine Analogie wie Newtons Apfel, manchmal um ein ganz simples Ereignis, um eine banale Sache, die plötzlich eine ungeahnte Bedeutung erhält, wie beispielsweise das Heureka-Erlebnis des Archimedes im Bad. Ein solcher Anstoß ist tatsächlich immer ein Heureka-Erlebnis, eine Offenbarung.

Die Medizin erhält ihre Anstöße von Krankheiten, Verletzungen und Patienten. Den Anstoß zu diesem Buch gab eine sonderbare Verletzung, oder jedenfalls eine Verletzung mit sonderbaren Auswirkungen. Sie war die Folge eines Unfalls auf einem Berg in Norwegen. Als Arzt hatte ich mich noch nie zuvor in der Rolle des Patienten befunden, und jetzt war ich auf einmal beides zugleich. Ich hatte angenommen, mein Fall (eine schwere, aber unkomplizierte Verletzung der Muskeln und Nerven des einen Beines) sei unproblematisch und alltäglich, und war überrascht über die tiefgreifenden Auswirkungen, die diese Verletzung hatte: eine Art von Lähmung und Entfremdung des Beines, die es zu einem «Objekt» werden ließ, welches mit mir nichts zu tun zu haben schien. Es war ein Abgrund von bizarren, ja beängstigenden Auswirkungen. Ich

* Thom[son] William Gunn, geboren 1929 in England, lebt in Kalifornien; Lyriker. (Anm. d. Übers.)

wußte nicht, wie ich sie einschätzen sollte, und hatte Angst, ich würde vielleicht nie wieder genesen. Dieser Abgrund erfüllte mich mit Grauen, die Genesung war für mich ein Wunder, und seither habe ich ein tieferes Verständnis für das Grauen und das Wunder, die hinter dem Leben verborgen sind und gewissermaßen schlummern unter der vertrauten Oberfläche der Gesundheit.

Infolge dieser eigentümlichen Auswirkungen – der zentralen Resonanzen einer peripheren Verletzung sozusagen – und des Fehlens beruhigender Erklärungen meines behandelnden Arztes war ich äußerst besorgt und verwirrt und schrieb an den hervorragenden Neuropsychologen Alexander Romanowitsch Lurija in Moskau. Er antwortete mir unter anderem: «Solche Syndrome sind möglicherweise häufig, werden jedoch nur sehr selten beschrieben.» Als ich von meiner Verletzung genesen war und meine Tätigkeit als Arzt wiederaufgenommen hatte, stellte ich fest, daß es sich in der Tat so verhielt. Über Jahre hinweg untersuchte ich einige hundert Patienten mit eigentümlichen Störungen ihres Körper-Bildes und ihres Körper-Ichs, welche neurologischen Ursprungs waren und im wesentlichen Ähnlichkeiten mit meinem eigenen Fall aufwiesen. Im letzten Kapitel dieses Buches werde ich diese Arbeit und ihre Bedeutung in groben Zügen skizzieren. Ich werde, so hoffe ich, zu einem späteren Zeitpunkt eine gründliche Monographie zu diesem Thema veröffentlichen. Im vorliegenden Buch sind also viele Themen miteinander verwoben: die mit meiner Verletzung und Genesung verknüpften spezifischen neuropsychologischen und existentiellen Phänomene; die Anforderungen, vor die man durch das Dasein als Patient und die spätere Rückkehr ins normale Leben gestellt ist; die Vielschichtigkeit der Beziehung zwischen Arzt und Patient und die Schwierigkeiten, mit denen der Dialog zwischen ihnen behaftet ist, besonders dort, wo es um Dinge geht, die für beide verwirrend sind; die Anwendung meiner Erkenntnisse auf eine große Gruppe von Patienten und die Würdigung ihrer theoretischen und praktischen Bedeutung. All dies mündet schließlich in eine kritische Betrachtung der Neurologie von heute und in die Vision einer möglichen Neurologie der Zukunft.

Dieser letzte Gedankengang kam erst einige Jahre später. Den Anstoß dazu gab mir die Lektüre von Henry Heads großartigen «Studies in Neurology» (1920) während einer langen Zugfahrt von Boston nach New York: Er beschreibt darin *seinen*, meinem eigenen so ähnlichen Weg von der Untersuchung der Auswirkungen, die die Durchtrennung eines Nervs bei ihm hatte, zu der Erarbeitung von weitestgehend allgemeingültigen Konzepten von Körper-Bild und Körper-Musik. Das letzte Kapitel meines Buches habe ich auf einem Berg in Costa Rica geschrieben und so die Odyssee vollendet, die auf jenem schicksalhaften Berg in Norwegen begonnen hatte.

Mit Ausnahme des letzten Kapitels ist das Material nicht systematisch geordnet. Man möge dieses Buch als eine Art von neurologischer Erzählung oder Kurzgeschichte lesen, als eine Geschichte jedoch, die auf persönlicher Erfahrung und neurologischen Fakten aufbaut, ganz wie die, die Lurija uns in «The Man with a Shattered World» und seinen anderen «Neurographien» erzählt hat.

Bei alldem hat mir Lurija, mit dem ich, was mir eine besondere Ehre war, von 1973 bis zu seinem Tod im Jahr 1977 in engem Briefkontakt stand, sehr geholfen und mich immer wieder ermuntert. Im Verlauf unserer Korrespondenz schrieb er: «Sie sind dabei, ein ganz neues Gebiet zu entdecken ... Bitte veröffentlichen Sie Ihre Beobachtungen. Das wird dazu beitragen, den ‹veterinärmedizinischen› Umgang mit peripheren Störungen zu verändern und einer umfassenderen und menschlicheren Medizin den Weg zu bahnen.» In dankbarer Erinnerung widme ich dieses Buch dem verstorbenen A. R. Lurija, dem Pionier einer neuen und umfassenderen Medizin.

London und New York O. W. S.

I. Der Berg

Diese Welt in ihrem bodenlosen Schweigen hatte nichts Wirtliches, sie empfing den Besucher auf eigene Rechnung und Gefahr, sie nahm ihn nicht eigentlich an und auf, sie duldete sein Eindringen, seine Gegenwart auf eine nicht geheure, für nichts gutstehende Weise, und Gefühle des still bedrohlich Elementaren, des nicht einmal Feindseligen, vielmehr des Gleichgültig-Tödlichen waren es, die von ihr ausgingen.

Thomas Mann, «Der Zauberberg»

Der Berg

Samstag, der 24., begann trübe und bedeckt, aber später am Tag versprach das Wetter schön zu werden. Ich konnte also früh zu meiner Bergtour aufbrechen und durch die Obstgärten und Wälder am Fuß des Berges wandern und würde, so schätzte ich, gegen Mittag den Gipfel erreichen. Bis dahin würde es vielleicht aufgeklart haben, und mir würde sich eine großartige Aussicht von der Spitze des Berges bieten – rings um mich her die niedrigeren Berge, deren Hänge sich in den Hardangerfjord stürzten, und der große Fjord selbst würde in seiner ganzen Ausdehnung zu sehen sein. Das Wort «Bergtour» läßt an Seile und das mühsame Erklettern von Felsen denken. Um diese Art von Bergtour handelte es sich jedoch nicht. Vor mir lag lediglich ein steiler Pfad. Ich rechnete nicht mit besonderen Problemen oder Schwierigkeiten. Ich war stark wie ein Stier, ich befand mich in der Blüte, auf dem Zenit meines Lebens, ich war ein Mann in den besten Jahren. Ich sah meiner Wanderung mit Selbstvertrauen und Freude entgegen.

Bald hatte ich mein Tempo gefunden – einen federnden, schwungvollen Schritt, der mich rasch voranbrachte. Ich war vor Morgengrauen aufgebrochen und befand mich um halb acht in etwa sechshundert Meter Höhe. Der Frühnebel riß bereits auf. Nun betrat ich einen dunklen Nadelwald, in dem ich langsamer vorankam, zum Teil wegen der knorrigen Wurzeln auf dem Pfad, zum Teil aber auch, weil ich von der Welt der niedrigen Pflanzen, die hier im Schutz der Bäume wuchsen, fasziniert war und immer wieder stehenblieb, um einen jungen

Farn, ein Moos, eine Flechte zu betrachten. Dennoch hatte ich kurz nach neun den Wald hinter mir gelassen, und vor mir erhob sich der eigentliche Berg, ein gewaltiger, zweitausend Meter hoher Kegel, der über dem Fjord aufragte. Zu meiner Überraschung stieß ich hier auf einen Zaun und ein Tor, an dem ein noch überraschenderes Schild angebracht war:

VORSICHT – STIER!

stand dort auf norwegisch, und für diejenigen, die den Sinn dieser Worte vielleicht nicht verstanden, war daneben ein eher komisches Bild von einem Mann aufgemalt, der durch die Luft gewirbelt wurde.

Ich blieb stehen, studierte das Bild und kratzte mich am Kopf. Ein *Stier? Hier oben?* Was sollte ein Stier hier oben verloren haben? Auf den Wiesen und bei den Bauernhöfen weiter unten hatte ich nicht einmal Schafe gesehen. Vielleicht handelte es sich nur um einen Witz, den sich die Dorfbewohner oder ein früherer Wanderer mit einem seltsamen Sinn für Humor ausgedacht hatten. Oder vielleicht gab es hier tatsächlich einen Stier, den man den Sommer über auf diese riesige Alm getrieben hatte und der das spärliche Gras und die kümmerlichen Büsche abweidete. Doch genug der Spekulationen! Auf zum Gipfel! Wieder veränderte sich das Terrain. Es war jetzt sehr steinig, und hier und da lagen riesige Felsblöcke; es gab jedoch auch eine dünne Schicht Erde, die stellenweise matschig war, weil es in der Nacht zuvor geregnet hatte, auf der aber reichlich Gras und einige schmächtige Büsche wuchsen – Futter genug für ein Tier, das den ganzen Berg als Weide hatte. Der Pfad wurde viel steiler und war ziemlich gut markiert, wenn auch, so hatte ich den Eindruck, nur wenig benutzt. Ich befand mich ja schließlich auch in einem nicht gerade dicht besiedelten Teil der Welt. Ich hatte keinen anderen Touristen gesehen, und die Dorfbewohner waren, so dachte ich, zu sehr mit dem Fischfang und der Landwirtschaft beschäftigt, um Ausflüge in die Berge zu unternehmen. Um so besser. Ich hatte den Berg für mich allein! Vorwärts, weiter zum Gipfel – obwohl ich ihn nicht sehen konnte. Doch nach meiner Schätzung war ich bereits auf tausend Meter Höhe angelangt, und wenn der Weg auch weiterhin nur steil war und nicht schwierig wurde, konnte ich, wie geplant, um Mittag auf dem Gipfel stehen. So stieg ich in einem trotz der Steigung zügigen Tempo weiter bergauf und freute mich über meine Energie und meine Ausdauer, besonders aber über meine starken Beine, die durch jahrelanges Üben und Gewichtestemmen im Fitnessraum trainiert waren. Starke Glieder, ein starker Körper, ein langer Atem und eine große Ausdauer – ich war der Natur, die mich so gut ausgestattet hatte, dankbar. Und ich trieb mich zu körperlichen Leistungen an, schwamm ausgiebig und machte lange Bergtouren. Das war meine Art, mich bei der Natur zu bedanken und von dem guten Körper, den sie mir geschenkt hatte, den besten Gebrauch zu machen. Gegen elf Uhr sah ich, als es die ziehenden Nebelschwaden erlaubten, zum erstenmal den Gipfel des Berges. Es war nun nicht mehr so weit – ich würde es tatsächlich bis Mittag schaffen. Hier und da lag immer noch ein dünner Nebel und verhüllte zuweilen die Felsblöcke, so daß sie schwer auszumachen waren. Manchmal sah ein solcher durch die Nebelschwaden nur undeutlich zu erkennender Felsblock wie ein riesiges, kauerndes Tier aus, und erst im Näherkommen enthüllte sich mir, um was es sich hier in Wirklichkeit handelte. Es gab Augenblicke des Zweifels, in denen ich unsicher stehenblieb, wenn ich der nebelumwaberten Umrisse vor mir gewahr wurde... Aber als es dann geschah, hatte ich keinerlei Zweifel!

Die tatsächliche Realität brach jedoch nicht in einem solchen Augenblick über mich herein und wurde nicht einmal ansatzweise durch Einbildung oder Zweifel verfälscht. Ich hatte gerade den Nebel hinter mir gelassen und ging um einen haushohen Felsblock herum. Der Weg krümmte sich, so daß ich ihn nicht übersehen konnte, und dies war es, was «die Begegnung» ermöglichte. Ich lief praktisch in das hinein, was vor mir lag – ein riesiges Tier, das sich auf dem Weg niedergelassen hatte, ja ihn geradezu versperrte, und dessen Anwesenheit durch die Rundung des Felsens verborgen gewesen war. Es hatte einen gewaltigen, gehörnten Kopf, einen gigantischen weißen Körper und ein mächtiges, milchweißes Gesicht. Unbewegt und außerordentlich gelassen blieb es bei meinem Erscheinen liegen und wandte mir lediglich sein riesiges weißes

Gesicht zu. Und in diesem Augenblick *veränderte* es sich vor meinen Augen und verwandelte sich aus etwas Herrlichem in etwas ausgesprochen Monströses. Das riesige weiße Gesicht schien immer mehr aufzuquellen, und die großen Glotzaugen funkelten vor Bosheit. Größer und größer wurde das Gesicht, bis ich schließlich glaubte, es werde die ganze Welt auslöschen. Der Stier wurde entsetzlich, unglaublich entsetzlich – entsetzlich in seiner Kraft, seiner Bösartigkeit, seiner Tücke. Alles an ihm schien jetzt den Stempel des Teuflischen zu tragen. Erst hatte er sich in ein Ungeheuer verwandelt, jetzt wurde er ein Teufel.

Ich bewahrte einen Augenblick lang die Fassung oder das, was ich dafür ausgab, machte ganz «natürlich» mitten im Gehen einen Schwenk um 180 Grad, als kehrte ich am Ende eines Spaziergangs um, und machte mich behende und trittsicher an den Abstieg. Aber dann – wie schrecklich! – verlor ich plötzlich die Nerven, die Angst überwältigte mich, und ich rannte um mein nacktes Leben – ich rannte blindlings und wie verrückt den steilen, schlammigen, rutschigen Pfad hinunter, der hier und da im Nebel verborgen war. Blinde, wilde Panik! Es gibt auf der Welt nichts Schlimmeres als das, nichts Schlimmeres – und nichts *Gefährlicheres*. Ich weiß nicht genau, was geschah. Bei meiner überstürzten Flucht den schlüpfrigen Pfad hinunter muß ich falsch aufgetreten sein – auf einen losen Stein oder in ein Loch. Es ist, als fehle in meiner Erinnerung ein Augenblick – es gibt ein «Vorher» und ein «Nachher», aber kein «Dazwischen». Eben noch rannte ich wie ein Verrückter, war mir nur des schweren Keuchens und schwerer, stampfender Schritte bewußt, ohne daß ich hätte sagen können, ob diese Geräusche vom Stier oder von mir kamen, und gleich darauf lag ich am Fuß einer kleinen, steilen Klippe, das Bein unter mir grotesk verdreht und mit einem Schmerz in meinem Knie, wie ich ihn noch nie zuvor erlebt hatte. Eben noch stark und voller Energie und im nächsten Augenblick praktisch hilflos zu sein, eben noch vor Gesundheit zu strotzen und im nächsten Augenblick ein Krüppel zu sein, sich eben noch im Vollbesitz aller Kräfte und Fähigkeiten zu fühlen und ihrer im nächsten Augenblick beraubt zu sein – die Plötzlichkeit einer solchen Veränderung ist schwer zu begreifen, und der Geist sucht nach Erklärungen.

Ich hatte dieses Phänomen schon bei anderen beobachtet – bei Patienten, die plötzlich einen Schlag oder eine Verletzung erlitten hatten, und jetzt erlebte ich es an mir selbst. Mein erster Gedanke war, daß es einen Unfall gegeben hatte und daß *jemand, den ich kannte*, ernstlich verletzt worden war. Später dämmerte mir, daß ich selbst das Opfer war; dieser Gedanke war jedoch von dem Gefühl begleitet, dieser Fall sei nicht wirklich ernst. Um das zu beweisen, stand ich auf, oder vielmehr: Ich *versuchte* aufzustehen, brach aber dabei wieder zusammen, denn das linke Bein war völlig kraftlos und schlaff und gab unter mir nach wie eine weichgekochte Nudel. Es hielt überhaupt keine Belastung aus, sondern knickte unter mir ein, knickte am Knie nach hinten und ließ mich vor Schmerz aufschreien. Was mich dabei so furchtbar erschreckte, war jedoch weit weniger der Schmerz, als vielmehr diese schlaffe, schwache Nachgiebigkeit des Knies, meine Unfähigkeit, etwas dagegen zu tun oder ihrer Herr zu werden – und die offenbare Lähmung des Beines. Aber dann verschwand dieses Entsetzen, das einen Augenblick lang so überwältigend gewesen war, und machte einer «professionellen Haltung» Platz.

«Also gut, Herr Doktor», sagte ich zu mir selbst, «würden Sie so gut sein und das Bein untersuchen?»

Wie ein Chirurg, der einen Fall untersucht, nahm ich sehr professionell und distanziert und ganz und gar nicht behutsam das Bein und untersuchte es: Ich tastete es ab und bewegte es hin und her. Dabei murmelte ich, wie in einer Lehrveranstaltung, meinen Befund laut vor mich hin:

«Keine Bewegung am Knie- oder am Hüftgelenk, meine Herren... Wie Sie sehen, ist der ganze Musculus quadriceps femoris von der Kniescheibe abgerissen. Trotzdem hat er nicht retrahiert – er ist ohne jeden Tonus, was auf eine Verletzung des Nervs hindeutet. Die Patella ist ihrer stärksten Befestigung beraubt und kann – hier! – wie ein Kugellager gedreht werden. Da sie nicht mehr gehalten wird, ist sie leicht zu verschieben. Was das Knie selbst betrifft –» hier demonstrierte ich jeden

Punkt meines Befundes – «ist eine abnorme Motilität, eine eindeutig pathologische Beweglichkeit festzustellen. Es kann ohne jeden Widerstand gebeugt –» ich führte mit den Händen die Ferse an mein Hinterteil – «und, mit klar erkennbarer Dislokation, nach vorn überstreckt werden» – beide Bewegungen ließen mich, während ich sie demonstrierte, aufschreien. «Ja, meine Herren», faßte ich meinen Befund abschließend zusammen, «ein faszinierender Fall! Ein vollständiger Riß der Quadrizepssehne. Muskel paralysiert und atonisch – vermutlich aufgrund einer Verletzung des Nervs. Instabiles Kniegelenk – erscheint rückwärtig dislozierbar. Wahrscheinlich Riß der Kreuzbänder. Über eine Knochenverletzung läßt sich im Augenblick keine eindeutige Aussage machen – es könnte jedoch sehr gut eine Fraktur vorliegen, vielleicht sogar mehrere. Erhebliche Schwellung, wahrscheinlich Gewebe- und Gelenkflüssigkeit, aber eine Verletzung von Blutgefäßen kann nicht ausgeschlossen werden.»

Mit einem zufriedenen Lächeln wandte ich mich, als erwartete ich Beifall, meinem unsichtbaren Publikum zu. Und dann fielen plötzlich die «professionelle Haltung» und die *Berufsfassade* in sich zusammen, und ich begriff, daß es sich bei diesem «faszinierenden Fall» um *mich* handelte – um *mich selbst*, der ich schrecklich behindert war und infolgedessen mit einiger Wahrscheinlichkeit würde sterben müssen. Das Bein war absolut nicht zu gebrauchen, weit weniger nutzlos, als wenn es nur gebrochen gewesen wäre. Ich war mutterseelenallein, dicht unterhalb eines Berggipfels, in einer einsamen und nur spärlich besiedelten Gegend. Niemand wußte, wo ich war. Das machte mir mehr angst als alles andere. Ich konnte hier, wo ich lag, sterben, und niemand würde es erfahren.

Noch nie zuvor hatte ich mich so einsam und verlassen, so verloren, so weitab von aller Hilfe gefühlt. Bis dahin war mir noch gar nicht aufgefallen, wie schrecklich und gefährlich einsam ich war. Ich hatte mich nicht «einsam» gefühlt, als ich den Berg bestieg (das tue ich nie, wenn ich etwas genieße). Ich hatte mich nicht einsam gefühlt, als ich meine Verletzung untersuchte (ich begriff nun, welch ein Trost meine imaginäre «Lehrveranstaltung» gewesen war). Aber nun überfiel mich ganz unvermittelt das schreckliche Gefühl der Einsamkeit. Mir fiel ein, daß mir vor einigen Tagen jemand etwas über einen «Dummkopf von einem Engländer» erzählt hatte, der vor zwei Jahren allein auf ebendiesen Berg gestiegen war und den man eine Woche später mit gebrochenen Beinen erfroren aufgefunden hatte. In diesen Breiten und dieser Höhe sinkt die Temperatur auch im August nachts tief unter null Grad. Bis zum Einbruch der Dunkelheit mußte ich gefunden werden, sonst würde ich sterben. Ich mußte, wenn es irgend möglich war, nach unten, ins Tal, denn dort bestand wenigstens eine Chance, entdeckt zu werden. Nun, da ich es recht bedachte, machte ich mir sogar Hoffnungen, ich könnte es mit diesem nutzlosen Bein vielleicht ganz allein bis ins Tal schaffen; erst viel später ging mir auf, daß dies vor allem eine tröstliche Illusion war. Aber wenn ich mich zusammenriß und tat, was ich konnte, hatte ich trotz allem eine gute Chance, es zu schaffen.

Plötzlich war ich sehr ruhig und gelassen. Zuallererst mußte ich mich um mein Bein kümmern. Während jede Bewegung des Knies heftige Schmerzen hervorrief und buchstäblich einen physiologischen Schock auslöste, hatte ich festgestellt, daß es mir relativ gutging, wenn das Bein flach auf dem Boden lag. Aber da kein Knochen, keine «innere Struktur» es mehr hielt, war es vor unwillkürlichen, passiven Bewegungen des Knies, wie sie durch Bodenunebenheiten hervorgerufen wurden, nicht geschützt. Also war offenbar eine äußere Struktur, eine Schiene, erforderlich.

Hier kam mir eine meiner Eigenarten zu Hilfe. Mehr als alles andere war es meine Gewohnheit, die mich, wohin ich auch ging, einen Regenschirm mitnehmen ließ, und so hatte ich ganz selbstverständlich, oder vielleicht auch automatisch, meinen robusten, treuen Regenschirm mitgenommen, als ich bei schlechtem Wetter zu dieser Wanderung aufbrach (auch wenn mein Ziel ein kilometerhoher Berg war). Außerdem hatte er sich beim Aufstieg, wo ich ihn als Spazierstock gebrauchte, als nützlich erwiesen. Jetzt aber hatte er – als Beinschiene – seine große Stunde: ohne eine solche Schiene hätte ich mich kaum bewegen können. Ich brach den Griff ab und zerriß meinen Anorak. Die Länge des Schirms war gerade richtig – der schwere Schaft war fast ebenso lang wie mein Bein –, und ich band ihn mit breiten Stoffresten von meinem Anorak fest, und zwar so, daß jede unwillkürliche Bewegung des Knies unmöglich, die Blutzirkulation aber nicht unterbrochen war. Seit ich mich verletzt hatte, waren etwa zwanzig Minuten, vielleicht auch weniger, verstrichen. Konnte dies alles in so kurzer Zeit passiert sein? Ich blickte auf meine Uhr, um zu sehen, ob sie stehengeblieben war, aber der Sekundenzeiger bewegte sich völlig gleichmäßig. *Seine* Zeit, seine abstrakte, unpersönliche, chronologische Zeit, hatte ganz und gar nichts mit meiner Zeit zu tun – *meiner* Zeit, die ausschließlich aus persönlichen Momenten, Lebensmomenten, entscheidenden Momenten bestand. Während ich auf das Zifferblatt sah, verglich ich in Gedanken das Vorrücken der Zeiger, die sich gleichmäßig im Kreis bewegten – es war jene unerbittliche Gleichmäßigkeit, mit der die Sonne über das Firmament zieht –, mit meinem ungewissen Abstieg ins Tal. An Eile war nicht zu denken – das würde mich nur erschöpfen. Auch trödeln durfte ich nicht – das wäre noch schlimmer. Ich mußte das richtige Tempo finden und es beibehalten.

Während ich bisher nur meiner Verletzung Beachtung geschenkt hatte, stellte ich nun fest, daß meine Gedanken sich dankbar meinem Glück im Unglück zuwandten. So war weder eine Arterie noch ein anderes größeres Blutgefäß innerlich verletzt, denn die Schwellung rund um das Knie war klein, und das Bein fühlte sich nicht sehr kühl an und hatte sich nicht verfärbt. Zwar war der Quadrizeps offenbar gelähmt, aber ich nahm keine weitere neurologische Untersuchung vor. Bei meinem Sturz hatte ich mir keinen Bruch am Schädel oder am Rückgrat zugezogen. Und Gott sei Dank besaß ich nicht nur drei brauchbare Glieder, sondern auch genug Energie und Kraft, um einen guten Kampf zu liefern. Und bei Gott – das würde ich! Dies würde der Kampf um mein Leben sein – der Kampf ums Leben, der ein Kampf *für* das Leben ist.

Ich konnte mich nicht beeilen – ich konnte nur hoffen. All meine Hoffnungen jedoch wären zunichte gemacht, wenn ich nicht vor Einbruch der Dunkelheit gefunden würde. Wieder sah ich auf die Uhr, wie ich auch in den folgenden Stunden zimmer wieder ängstliche Blicke darauf werfen würde. In diesen Breiten würde die Abenddämmerung lange dauern und gegen sechs Uhr einsetzen. Von da an würde es langsam dunkler und kühler werden. Um halb acht würde es bereits recht kühl und dämmrig sein. Um halb neun würde völlige Dunkelheit herrschen und es würde nichts mehr zu sehen und ein weiteres Vorankommen unmöglich sein. Und obwohl es zumindest vorstellbar war, daß ich es, mit Hilfe anstrengender Übungen, schaffte, die Nacht zu überstehen, sprach die Wahrscheinlichkeit eindeutig, ja geradezu erdrückend dagegen. Einen Augenblick lang dachte ich an Tolstois «Herr und Knecht» – aber hier waren keine zwei Menschen, die einander wärmen konnten. Wenn ich nur einen Begleiter gehabt hätte! Plötzlich kam mir derselbe Gedanke noch einmal, und zwar so, wie er in der Bibel formuliert ist, in der ich seit meiner Kindheit nicht mehr gelesen hatte, an die ich mich nicht bewußt erinnern konnte und an die ich auch gar nicht gedacht hatte: «So ist's ja besser zwei als eins ... fällt ihrer einer, so hilft ihm sein Gesell auf. Weh dem, der allein ist! Wenn er fällt, so ist kein anderer da, der ihm aufhelfe.» Und unmittelbar darauf folgte eine plötzliche Erinnerung, ein in allen Einzelheiten klares Bild eines kleinen Tieres mit gebrochenem Rückgrat, das ich an der Straße gesehen hatte und das seine gelähmten Hinterbeine nachgezogen hatte. Genau wie dieses Tier kam ich mir jetzt vor. Das Gefühl meiner Menschlichkeit als etwas Eigenständiges, etwas, das über dem Animalischen und Sterblichen steht – auch dies verschwand in diesem Augenblick, und wieder fielen mir Worte aus dem Buch des Predigers ein: «Denn es geht dem Menschen wie dem Vieh: Wie dies stirbt, so stirbt auch er ... und der Mensch hat nichts voraus vor dem Vieh.»

Während ich mein Bein schiente und mich beschäftigte, hatte ich wieder «vergessen», daß der Tod auf mich lauerte. Und wieder war es der Prediger Salomo, der mich daran erinnerte. «Aber», rief meine innere Stimme, «mein Lebenswille ist stark. Ich will leben – und wenn ich Glück habe, werde ich das auch. Ich glaube nicht, daß meine Zeit schon gekommen ist.» Wieder antwortete der Prediger ungerührt und neutral:

«Ein jegliches hat seine Zeit, und alles Vorhaben unter dem Himmel hat seine Stunde: Geboren werden hat seine Zeit, Sterben hat seine Zeit.» Diese seltsame, tiefe, ruhige Klarheit, die weder kalt noch heiß, weder streng noch nachgiebig, sondern überaus, wunderbar, schrecklich *aufrichtig* war, hatte ich schon bei anderen Menschen erlebt, besonders bei Patienten, die wußten, daß sie bald sterben würden, und dieser Wahrheit ins Gesicht sahen; ich hatte, wenn auch irgendwie verständnislos, über das schlichte Ende von Tolstois «Hadschi Murat» gestaunt, wo, nachdem Murat von einer tödlichen Kugel getroffen worden ist, «Bilder der Vergangenheit ohne irgendwelche Empfindungen» durch seinen Geist strömen; jetzt aber erlebte ich dies zum erstenmal – und zwar bei mir selbst.

Diese Bilder, diese Worte, diese leidenschaftslosen Gefühle schossen mir nicht, wie es immer heißt, «blitzartig» durch den Kopf. Sie ließen sich so viel Zeit – mindestens einige Minuten –, wie sie in der Realität, nicht aber in einem Traum, in Anspruch genommen hätten; es waren Meditationen, die es durchaus nicht eilig hatten – aber ebensowenig lenkten sie mich in irgendeiner Weise von dem ab, was ich zu tun hatte. Kein (imaginärer) Beobachter hätte mich «grübeln» oder innehalten sehen. Er wäre im Gegenteil beeindruckt gewesen, wie energisch und fachmännisch ich aussah und zu Werk ging, wie zügig und zielstrebig ich mein Bein schiente, alles noch einmal rasch überprüfte und mich an den Abstieg machte.

So brach ich also auf, wobei ich mich auf eine Art und Weise fortbewegte, die mir völlig neu war – grob gesagt auf drei Beinen, unter Zuhilfenahme meines Hinterteils. Das soll heißen, ich rutschte auf meinem Hinterteil zu Tal, zog oder ruderte mit den Armen und benutzte mein unverletztes Bein als Steuer und, wenn nötig, als Bremse, während das geschiente, kraftlose Bein schlaff über den Boden schleifte. Ich brauchte mir diese ungewöhnliche, beispiellose und – so sollte man meinen – unnatürliche Fortbewegungsart nicht auszudenken. Ich entwickelte sie ohne nachzudenken und hatte mich schon sehr bald daran gewöhnt. Und jeder, der mich geschwind und kräftig den Hang hätte hinunterrudern sehen, hätte gesagt: «Ach, das ist ein alter Hase. Diese Art zu laufen ist für ihn ganz natürlich.»

Beinamputierten braucht man nicht *beizubringen*, wie man mit Stützen geht: Diese Fertigkeit erlangen sie «ohne nachzudenken» und «ganz natürlich», als hätten sie sie insgeheim schon ihr ganzes Leben lang eingeübt. Der Organismus und das Nervensystem haben ein riesiges Repertoire von «Trickbewegungen» und «Entlastungsmechanismen» aller Art – ganz und gar automatische Kunstgriffe, die «in Reserve» gehalten werden. Wir hätten keine Ahnung von den Fertigkeiten, die wir in potentia besitzen, wenn wir nicht vorgeführt bekämen, wie sie uns in Zeiten der Not zu Hilfe kommen.

So geschah es auch in meinem Fall. Es war eine einigermaßen zügige Art der Fortbewegung, jedenfalls solange der Pfad stetig, ohne große Unebenheiten und nicht zu steil bergab führte. Sobald er jedoch holprig wurde, stieß sich das Bein an Hindernissen aller Art – es schien eigenartig unfähig zu sein, diese zu vermeiden –, und ich verfluchte es mehrmals laut, weil es so «dumm» oder «unvernünftig» war. Tatsächlich stellte ich fest, daß ich, wann immer das Gelände schwierig wurde, auf dieses nicht nur kraftlose, sondern auch dumme Bein achten mußte. Am meisten angst machten mir jene Abschnitte des Weges, die zu schlüpfrig oder zu steil waren, denn es war schwierig, nicht praktisch unkontrolliert hinunterzurutschen und mit einem Ruck oder einem Stoß zum Stehen zu kommen, der das Knie schmerzhaft abknicken ließ und die Grenzen meiner improvisierten Beinschiene aufzeigte.

Irgendwann, nach einem besonders qualvollen Zusammenstoß mit einem Hindernis, kam mir der Gedanke, ich könne um Hilfe rufen, und das tat ich dann auch: Aus Leibeskräften stieß ich markerschütternde Schreie aus, die von einem Gipfel bis zum anderen zu hallen schienen. Dieses plötzliche Geräusch inmitten der Stille beunruhigte und erschreckte mich, und gleich darauf bekam ich unvermittelt Angst, daß es den Stier, den ich völlig vergessen hatte, aufschrecken könnte. Diese Angst gab mir eine Vision ein, in der das Tier, nun zum zweitenmal aufgescheucht, wutentbrannt den Pfad hinunterstürmte, um mich in die Luft zu schleudern oder in den Boden zu stampfen. Zitternd vor Entsetzen und unter schrecklichen Anstrengungen und Schmerzen gelang es mir, kriechend den Weg zu verlassen und mich hinter einem Felsblock zu verstecken. Dort blieb ich etwa zehn Minuten, bis ich, da alles ruhig blieb, wieder herauskriechen und meinen Weg ins Tal fortsetzen konnte. Ich wußte nicht, ob es dumm und herausfordernd gewesen war, daß ich geschrien hatte, oder ob meine Dummheit nicht vielmehr darin bestand, daß ich Angst hatte zu schreien. Auf jeden Fall beschloß ich, nicht mehr um Hilfe zu rufen, und jedesmal wenn der Impuls mich überkam, hütete ich mich, ihm nachzugeben, und holte mir ins Gedächtnis, daß ich mich ja allemal noch im Herrschaftsbereich dieses Stieres befand, über den er vielleicht eifersüchtig wachte. Außerdem sagte ich mir: «Wozu schreien? Spar dir deinen Atem. Du bist hier weit und breit das einzige menschliche Wesen.» So setzte ich meinen Weg in absolutem Schweigen fort und wagte es nicht einmal, laut vor mich hin zu pfeifen, denn überall vermutete ich nun den Stier und fürchtete, er könne mich hören. Ich versuchte sogar, so geräuschlos wie möglich zu atmen. Und so vergingen die Stunden – leise, rutschend...

Gegen halb zwei – seit zwei Stunden befand ich mich auf dem Rückweg – erreichte ich den angeschwollenen Bach mit den Trittsteinen, den zu überqueren ich sogar bei meinem Aufstieg, als ich noch zwei gesunde Beine gehabt hatte, gezögert hatte. Mir war klar, daß es unmöglich war, «rudernd» das andere Ufer zu erreichen. Also mußte ich mich umdrehen und auf steif ausgestreckten Armen «laufen» – und selbst dabei blieb mein Kopf nur knapp über dem Wasser. Der Bach war wild, reißend und eiskalt, und mein linkes Bein wurde, ohne daß ich etwas dagegen tun konnte, hilflos mitgerissen, stieß schmerzhaft gegen die Steine im Bachbett und stand manchmal wie eine Fahne im rechten Winkel zu meinem Körper ab. Mein Hüftgelenk schien fast ebenso frei beweglich wie mein Knie zu sein, bereitete mir jedoch keine Schmerzen – im Gegensatz zu meinem Knie, das beim Durchqueren des Baches qualvoll abgeknickt und verbogen wurde. Mehrmals drohte ich das Bewußtsein zu verlieren und fürchtete, ich könnte ohnmächtig werden und ertrinken. Mit strengen Ermahnungen und Drohungen befahl ich mir durchzuhalten.

«Mach nicht schlapp, du Idiot! Mach bloß nicht schlapp! Wenn du jetzt aufgibst, *bring ich dich um* – darauf kannst du dich verlassen!»

Als ich schließlich, zitternd vor Kälte, Schmerz und Schock, das andere Ufer erreicht hatte, brach ich halb zusammen. Ich fühlte mich fertig, erschöpft, am Ende meiner Kräfte, und lag ein paar Minuten lang benommen und reglos da. Dann verwandelte sich meine Erschöpfung irgendwie in eine Art von Müdigkeit, eine außerordentlich angenehme, herrliche Mattigkeit.

«Wie schön es hier ist», dachte ich. «Warum nicht ein wenig rasten – vielleicht ein bißchen schlafen?»

Die Deutlichkeit, mit der diese leise, einschmeichelnde innere Stimme zu mir sprach, rüttelte mich auf, ernüchterte und beunruhigte mich. Es war kein «schöner Ort» zum Rasten und Schlafen. Das war ein tödlicher Vorschlag, und er erfüllte mich mit Schrecken, aber ich hatte mich vom leisen, verführerischen Klang der Stimme einlullen lassen.

«Nein», sagte ich entschlossen zu mir selbst. «So spricht der Tod – und das ist seine süßeste, tödlichste Sirenenstimme. Hör nicht auf ihn! Du darfst nicht einen Augenblick auf ihn hören! Du mußt weiter, ob du willst oder nicht. Du kannst dich hier nicht ausruhen – du kannst dich nirgends ausruhen. Du mußt ein Tempo finden, das du durchhalten kannst, und das mußt du beibehalten.»

Diese gute Stimme, diese «Lebensstimme», verlieh mir Stärke und Entschlossenheit. Ich hörte auf zu zittern und zu zagen und setzte mich wieder in Bewegung, und von nun an verließ mich der Mut nicht mehr.

Melodie, Rhythmus und Musik (also das, was Kant die «belebende Kunst» genannt hat) kamen mir jetzt zu Hilfe. Vor der Überquerung des Baches hatte ich mich mit *Muskelkraft* vorwärts bewegt, mit der rein körperlichen Kraft meiner sehr starken Arme. Jetzt war es sozusagen die *Kraft der Musik*, die mich weitertrieb. Ich hatte mir das nicht ausgedacht – es ergab sich von selbst. Ich fand einen Rhythmus, der einer Art Marsch- oder Ruderlied unterlegt war. Manchmal war das das Lied der Wolgaschiffer, manchmal ein monotoner Gesang, den ich mir selbst ausdachte und dessen Text nur aus den Worten «Ohne Hast, ohne Rast! Ohne Hast, ohne Rast!» bestand, wobei ich mich bei jedem «Hast» und «Rast» kräftig ein Stück weiterzog. Nie waren Goethes Worte* sinnvoller angewendet worden! Ich brauchte mir nun keine Sorgen mehr zu machen, ob ich mich zu schnell oder zu langsam vorwärts bewegte. Ich gab mich der Musik, dem Rhythmus hin, und damit war gesichert, daß ich das richtige Tempo beibehielt. Ich stellte fest, daß meine Bewegungen hierdurch perfekt koordiniert waren – oder vielleicht wäre «subordiniert» der bessere Ausdruck: Ich erzeugte den Takt der Musik in mir, und gehorsam folgten ihm alle meine Muskeln – bis auf die meines linken Beines, die zu schweigen schienen. Oder waren sie vielleicht stumm? Hat Nietzsche nicht gesagt, daß wir, wenn wir Musik hören, «mit unseren Muskeln hören»? Ich dachte an meine Collegezeit, wo wir beim Rudern zu acht wie ein Mann dem Takt gefolgt waren, eine Art Muskelorchester, das der Steuermann dirigierte.

Durch diese «Musik» hatte ich irgendwie weniger das Gefühl, einen harten, verbissenen Kampf zu führen. Ich verspürte sogar eine gewisse primitive Ausgelassenheit, die Pawlow als «muskuläre Fröhlichkeit» bezeichnet hat. Und wie um mein Herz noch mehr zu erfreuen, trat nun auch die Sonne hinter den Wolken hervor, durchwärmte mich und hatte mich bald mit ihren Strahlen getrocknet. Durch all dies und vielleicht noch anderes hatte meine innere Verfassung einen höchst angenehmen Umschwung erfahren.

Erst als ich mein Lied eine ganze Weile lang in einem volltönenden, lauten Baß hatte erklingen lassen, merkte ich plötzlich, daß ich den Stier vergessen hatte. Genauer gesagt: Ich hatte meine Angst vergessen – zum Teil, weil ich erkannt hatte, daß sie nicht mehr gerechtfertigt war, zum Teil aber auch, weil ich sah, daß sie von Anfang an absurd gewesen war.

* Zahme Xenien II, 1,613: Wie das Gestirn, / Ohne Hast, / Aber ohne Rast, / Drehe sich jeder / Um die eigene Last. (Anm. d. Übers.)

In mir war kein Platz mehr für diese oder irgendeine andere Angst, denn ich war randvoll mit Musik. Auch wenn es sich hierbei nicht um eine (hörbare) Musik im landläufigen Sinne handelte, war es doch eine Musik, die mein Muskelorchester spielte – «die lautlose Musik des Körpers», um Harveys wunderschöne Formulierung zu gebrauchen. Mit diesem Dahinfließen, diesem Wohlklang meiner Bewegungen, wurde ich selbst zu Musik: «weil du selbst die Musik bist, solange sie forttönt.» Ich war ein Wesen aus Muskeln, Bewegungen und Musik, und diese drei waren im Einklang miteinander und untrennbar – bis auf jenen Teil von mir, dessen Saiten gerissen waren, jenes bedauernswerte, unbrauchbare Instrument, das nicht mitspielen konnte und bewegungslos und stumm dalag, ohne einen Ton oder eine Melodie von sich zu geben.

Als Kind hatte ich eine Geige besessen, die bei einem Sturz zerbrach. Jetzt empfand ich für mein Bein dieselben Gefühle wie damals für diese arme, zerbrochene Geige. Meine Freude und die Aufrichtung meiner Seele, die belebende Wirkung der Musik, die ich in mir spürte, vermischte sich mit einem neuen, deutlichen und äußerst schmerzlichen Gefühl des Verlustes angesichts dieses zerbrochenen Instrumentes, das einmal mein Bein gewesen war. Wann wird es wiederhergestellt sein? dachte ich. Wann wird es wieder seine eigene Melodie spielen können? Wann wird es wieder seinen Anteil zur freudigen Musik des Körpers beitragen können? Wann, ja wann nur?

Gegen zwei Uhr hatten sich die Wolken soweit aufgelöst, daß ich einen herrlichen Blick auf den Fjord und das winzige Dorf hatte, von wo ich vor neun Stunden aufgebrochen war. Ich konnte die alte Kirche sehen, in der ich am Abend zuvor Mozarts Große Messe in c-Moll gehört hatte. Ich konnte fast – nein, ich konnte tatsächlich die einzelnen Menschen auf der Straße erkennen. War die Luft etwa ungewöhnlich, unheimlich klar? Oder war meine Wahrnehmung von so ungewöhnlicher Klarheit? Mir fiel ein Traum ein, den Leibniz schildert: Er befand sich hoch in der Luft und hatte einen weiten Blick über die Welt. Landstriche, Städte, Seen, Felder, Dörfer, Weiler waren unter ihm ausgebreitet. Wenn er eine einzelne Person – einen pflügenden Bauern, eine alte Frau, die Wäsche wusch –

sehen wollte, hatte er nur seinen Blick darauf zu richten und sich zu konzentrieren: «Ich brauchte kein Fernglas, sondern lediglich Aufmerksamkeit.» So war es auch bei mir: Quälende Sehnsucht, ein heftiges Verlangen, meine Mitmenschen zu sehen, und mehr noch von ihnen gesehen zu werden, schärfte meinen Blick. Nie waren sie mir liebenswerter oder entrückter erschienen. Ich sah sie wie durch ein starkes Fernglas und fühlte mich ihnen so nahe und doch so furchtbar weit von ihnen entfernt, zu einer anderen Welt zugehörig. Wenn ich doch nur eine Fahne oder eine Signalrakete, ein Gewehr, eine Brieftaube, ein Funkgerät gehabt hätte! Wenn ich doch nur einen wirklich durchdringenden Schrei hätte ausstoßen können, einen Schrei, den man auch in fünfzehn Kilometern Entfernung noch hören konnte! Denn wie sollten sie wissen, daß hier, eintausendfünfhundert Meter über ihnen, ein Mitmensch, der nicht mehr in der Lage war zu laufen, um sein Leben kämpfte? Ich hatte die Rettung vor Augen, und doch würde ich wahrscheinlich sterben. Etwas Unpersönliches oder Universelles beherrschte meine Gefühle. Ich hätte nicht geschrien: «Rettet *mich*, Oliver Sacks!», sondern: «Rettet dieses verletzte menschliche Wesen! Rettet *das Leben*!», jenes stumme Flehen, das mir von meinen Patienten so vertraut ist, jenes Flehen, das *alles* Leben angesichts des Abgrundes ausstößt, sofern es stark und leidenschaftlich und zu Recht am Leben hängt.

Eine Stunde verstrich, und noch eine, und noch eine. Am strahlend blauen, wolkenlosen Himmel verströmte die blaßgoldene Sonne ein reines, arktisches Licht. Es war ein Nachmittag von eigentümlicher Schönheit, bei der Erde und Luft zusammenwirkten und alles leuchtend, ruhig, von Heiterkeit erfüllt war. Während die blauen und goldenen Stunden verstrichen, setzte ich meinen Weg stetig fort. Der Pfad war jetzt so glatt, so frei von Hindernissen, daß meine Gedanken ungehindert von den Erfordernissen der Gegenwart schweifen konnten. Wieder veränderte sich meine Stimmung, obwohl mir das erst später auffiel. Lang vergessene, ausnahmslos schöne Erinnerungen stellten sich ungerufen ein: zunächst Erinnerungen an Sommernachmittage, die von Sonnenlicht, und damit auch von Glück und Seligkeit, durchflutet waren – sonnige

Nachmittage, die ich mit meiner Familie und Freunden verbracht hatte, Sommernachmittage aus meiner frühesten Kindheit. In der Zeit, die ich brauchte, um von einem Felsblock zum nächsten zu kommen, gingen mir Hunderte von Erinnerungen durch den Kopf, und doch war jede von ihnen kostbar, schlicht, ausführlich, vollständig und hatte ganz und gar nichts Eiliges, Flüchtiges an sich.

Es war jedoch kein bloßes Aufblitzen von Gesichtern und Stimmen. Ich erlebte ganze Szenen noch einmal, ganze Gespräche wurden wiederholt, und das ohne die kleinste Kürzung. Die frühesten Erinnerungen waren die an unseren Garten, unseren großen, alten Garten in London, wie er vor dem Krieg ausgesehen hatte. Ich weinte vor Freude, als ich ihn sah: Das war unser Garten – der liebe, alte, gußeiserne Gartenzaun war unbeschädigt, der Rasen weit und glatt, denn er war gerade gemäht und gewalzt worden (die riesige alte Walze stand in einem Winkel); da war die orangegestreifte Hängematte mit Kissen, die größer waren als ich selbst, in der ich stundenlang schaukelte und sang; und dort – welch eine Freude erfüllte mein Herz! – waren die riesigen Sonnenblumen, deren große Blüten mich unendlich faszinierten und mir mit fünf Jahren schon eine Ahnung vom pythagoreischen Geheimnis der Welt vermittelten. (Denn damals, im Sommer des Jahres 1938, entdeckte ich, daß die Anzahl der spiralförmig angeordneten Blütenstände immer das Mehrfache einer Primzahl war, und diese Vision der Ordnung und der Schönheit der Welt war der Vorläufer eines jeden Staunens, einer jeden Freude, die ich in späteren Jahren über die Erkenntnisse der Wissenschaft empfand.) All diese Gedanken und Bilder, die ohne mein Zutun auftauchten und durch meinen Kopf strömten, waren von einem Gefühl des Glücks und der Dankbarkeit begleitet. Erst später fragte ich mich: «Woher kommt diese Stimmung?» und begriff, daß sie eine Vorbereitung auf den Tod war. «Dein letztes Denken sei ein Danken», sagt Auden.

Gegen sechs Uhr bemerkte ich recht unvermittelt, daß die Schatten länger geworden waren und die Sonne nicht mehr hoch am Himmel stand. Ein Teil von mir hatte, wie Josua, geglaubt, er könne die Sonne am Himmel anhalten und den goldenen und azurblauen Nachmittag bis in alle Ewigkeit verlängern. Nun erkannte ich plötzlich, daß es Abend wurde und daß die Sonne in etwa einer Stunde untergehen würde.

Bald darauf kam ich an einen langen Quergrat, von dem man einen ungehinderten Blick auf das Dorf und den Fjord hatte. Diesen Grat hatte ich gegen zehn Uhr morgens erreicht; er lag etwa in der Mitte zwischen dem Gattertor und der Stelle, wo ich gestürzt war. Für die Strecke, die ich beim Aufstieg in etwas mehr als einer Stunde zurückgelegt hatte, hatte ich also, durch meine Verletzung behindert, fast sieben Stunden gebraucht. Ich erkannte, wie kraß, wie optimistisch ich mich verrechnet hatte, als ich mein «Rudern» mit langen, ausgreifenden Schritten verglichen hatte, während ich doch, wie mir jetzt klar wurde, sechsmal langsamer gewesen war. Wie hatte ich mir nur einbilden können, daß die eine Fortbewegungsweise halb so schnell wie die andere war und daß ich die Strecke, für die ich beim Aufstieg aus dem relativ warmen und besiedelten tiefer gelegenen Farmland ungefähr vier Stunden gebraucht hatte, in knapp der doppelten Zeit zurücklegen und in der Abenddämmerung oder bei Einbruch der Dunkelheit die Gegend erreichen könnte, in der die höchsten Bergbauernhöfe lagen? Wie in eine warme Decke hatte ich mich während der langen Stunden meines Abstiegs – immer wieder unterbrochen von erregten, aber nicht gerade behaglichen Gedanken – in eine schöne, heimelige Vision des Bauernhauses gekuschelt, das mich erwartete: Es leuchtete sanft wie eine holländische Wohnstube, und drinnen war eine dralle, mütterliche Bauersfrau, die mir etwas zu essen geben und mich mit Liebe und warmer Milch wieder zu Kräften bringen würde, während ihr Mann, ein wortkarger Hüne, ins Dorf lief, um Hilfe zu holen. Diese Vision hatte mich während der endlosen Stunden meines Abstiegs insgeheim aufrechterhalten, aber jetzt verschwand sie angesichts der kühlen Klarheit auf jenem Quergrat so plötzlich wie die Flamme einer ausgeblasenen Kerze.

Ich konnte nun sehen, was am Morgen, als ich auf dem Weg zum Gipfel gewesen war, unter Nebelschwaden verborgen gewesen war: wie weit, wie unerreichbar weit entfernt das Dorf noch immer war. Und obwohl alle Hoffnung sich eben erst aufgelöst hatte und verschwunden war, tröstete mich dennoch der Anblick des Dorfes und besonders der der Kirche, die von den Strahlen der untergehenden Sonne in ein goldenes oder vielmehr leuchtendrotes Licht getaucht wurde. Ich sah Gemeindemitglieder gemächlich zum Abendgottesdienst gehen und war seltsamerweise überzeugt, daß dieser Gottesdienst für mich abgehalten wurde. Wieder fiel mir mit überwältigender Klarheit ein, daß ich noch am Abend zuvor in ebendieser Kirche gesessen und die Messe in c-Moll gehört hatte, und diese Erinnerung war so stark, daß ich die Musik tatsächlich hören konnte – und zwar so deutlich, daß ich mich einen langen Augenblick lang fragte, ob dort unten wieder diese Messe gesungen und der Klang wunderbarerweise oder durch einen Streich, den der Wind mir spielte, heraufgetragen wurde. Während ich tiefbewegt zuhörte und mir Tränen über die Wangen liefen, merkte ich plötzlich, daß das, was ich hörte, gar nicht die Messe war – es war nicht die Messe, sondern das Requiem. Unbewußt hatte mein Geist das eine durch das andere ersetzt. Oder war es vielleicht so – wieder hatte ich das Gefühl, das Opfer einer akustischen Täuschung zu sein –, daß sie dort unten tatsächlich das Requiem für mich sangen?

Kurz nach sieben ging die Sonne unter und schien dabei alle Wärme und Farbe von der Welt zu nehmen. Sie hinterließ keinen Nachglanz am Himmel wie in gemäßigteren Breiten – dies war ein einfacherer, strengerer, arktischer Sonnenuntergang. Die Luft war plötzlich grauer und kälter, und diese Grauheit und Kälte schienen mich bis ins Mark zu durchdringen.

Die Stille war unheimlich geworden. Rings um mich her konnte ich nichts mehr hören. *Ich konnte mich selbst nicht mehr hören.* Alles schien in Stille eingebettet zu sein. Es gab eigenartige Augenblicke, in denen ich dachte, ich sei tot, in denen die ungeheure Ruhe zur Ruhe des Todes wurde. Die Dinge hatten aufgehört, sich zu ereignen. Es geschah nichts. Dies mußte der Anfang vom Ende sein.

Plötzlich und für mich ganz unfaßbar hörte ich einen Ruf, einen langgezogenen, jodelnden Ruf, der ganz aus der Nähe zu kommen schien. Ich drehte mich um und sah einen Mann und einen Jungen etwas oberhalb von mir und keine zehn Meter vom Weg entfernt auf einem Felsen stehen. Ihre Silhouetten hoben sich gegen den dunkler werdenden Abendhimmel ab. Ich hatte meine Retter nicht einmal gesehen, bevor sie mich entdeckt hatten. Ich glaube, ich hatte in diesen letzten dunklen Minuten auf den Weg vor mir oder vielleicht auch blicklos ins Leere gestarrt – meine Augen hatten aufgehört, wachsam umherzuschauen und die Umgebung ständig abzusuchen, wie sie es den ganzen Tag über unablässig getan hatten. Ich glaube wirklich, daß ich mir meiner Umgebung fast ganz und gar nicht mehr bewußt war, weil ich von einem gewissen Punkt an alle Gedanken an Überleben und Rettung aufgegeben hatte, so daß die Hilfe, als sie schließlich da war, aus dem Nichts kam wie ein Wunder, eine Gnade Gottes – und noch dazu im allerletzten Moment. Ein paar Minuten später wäre es zu dunkel gewesen, um noch etwas sehen zu können. Der Mann, der den jodelnden Ruf ausgestoßen hatte, ließ gerade ein Gewehr sinken. Der Junge an seiner Seite war ähnlich bewaffnet. Sie rannten den Hang hinunter auf mich zu. Ich brauchte ihnen meine Lage nicht zu erklären. Ich umarmte sie beide, ich küßte sie – meine Retter. In gebrochenem Norwegisch erzählte ich stotternd, was mir auf dem Berg zugestoßen war, und was ich nicht in Worte fassen konnte, zeichnete ich in den Staub.

Die beiden lachten über mein Bild von dem Stier. Sie waren voller Humor, und als sie lachten, lachte auch ich – und mit dem Lachen zerbarst plötzlich die tragische Spannung, und ich fühlte mich wieder schwungvoll und sozusagen komisch lebendig. Ich hatte gedacht, ich hätte dort oben die ganze Palette der Gefühle durchlebt, aber nun fiel mir auf, daß ich nicht ein einziges Mal gelacht hatte. Jetzt konnte ich damit nicht aufhören – ich lachte das Lachen der Erleichterung und das Lachen der Liebe, jenes volle, mächtige Lachen, das aus den Tiefen der Seele aufsteigt. Die Stille, diese so tödliche Stille, die sich während der letzten Minuten wie ein Bann über mich gelegt hatte, war durchbrochen.

Die beiden Männer, Vater und Sohn, waren Rentierjäger, die in der Nähe ihr Lager aufgeschlagen hatten. Sie hatten ein Geräusch, eine Bewegung im Dickicht gehört und waren, die Gewehre schußbereit, vorsichtig herbeigeschlichen. Sie hatten gedacht, sie könnten Beute machen, und als sie über den Felsen lugten, sahen sie, daß ihre Beute niemand anderes war als ich.

Der ältere der beiden gab mir etwas Aquavit aus einer Taschenflasche – die brennende Flüssigkeit war tatsächlich ein «Wasser des Lebens». «Keine Sorge», sagte er, «ich werde hinunter ins Dorf gehen. Innerhalb von zwei Stunden bin ich wieder da. Mein Sohn wird bei Ihnen bleiben. Sie sind jetzt in Sicherheit – und der Stier wird nicht hierherkommen!»

Vom Augenblick meiner Rettung an sind meine Erinnerungen weniger lebhaft, weniger von Emotionen besetzt. Mein Schicksal lag jetzt in den Händen anderer, und die Bürde, etwas zu tun oder zu fühlen, war von mir genommen. Ich sagte nur sehr wenig zu dem Jungen, aber obwohl wir kaum miteinander sprachen, war mir seine Gegenwart ein großer Trost. Gelegentlich zündete er mir eine Zigarette an oder reichte mir den Aquavit, den sein Vater dagelassen hatte. Ich verspürte ein sehr tiefes Gefühl von Sicherheit und Wärme. Ich schlief ein.

Nicht einmal zwei Stunden später traf eine Gruppe stämmiger Dorfbewohner mit einer Trage ein, auf die sie mich, unter erheblichen Schwierigkeiten, legten. Das schlaff herabhängende Bein, das lange stumm und unbeachtet dagelegen hatte, machte heftige Einwände, aber sie trugen mich behutsam und im Gleichschritt den steilen Bergpfad hinunter. An dem Gatter mit dem Schild, dessen Warnung ich nicht beachtet hatte, wurde ich auf eine Art Bergtraktor geladen. Während er langsam und holpernd bergab fuhr – zunächst durch den Wald, dann an Obstgärten und Feldern vorbei –, sangen die Männer leise vor sich hin und ließen die Flasche mit dem Aquavit kreisen. Einer gab mir eine Pfeife zu rauchen. Gott sei Dank, ich war wieder in der guten Welt der Menschen!

II. Patient sein heißt geduldig sein

Was wird aus des Menschen Macht und Größe, wenn er dahinschwindet und sich verzehrt, bis er nur noch eine Handvoll Staub ist? ... Ein Krankenbett ist ein Grab... Dort liegt der Kopf auf gleicher Höhe mit den Füßen – eine jämmerliche und (obgleich allen gemeinsame) unmenschliche Lage! ... Ich vermag nicht, mich von meinem Lager zu erheben, bevor der Arzt mich dazu in Stand setzt, ja ich vermag nicht einmal zu sagen, daß ich in der Lage bin, mich zu erheben, bevor er es mir nicht sagt. Ich tue nichts, ich weiß nichts aus eigener Kraft.

John Donne

Patient sein heißt geduldig sein

«So wurde ich gerettet – und das ist das Ende der Geschichte.» In meiner Vorstellung war das, was ich durchgemacht hatte, «der letzte Tag meines Lebens» gewesen, mit all den damit verbundenen starken Gefühlen und Gedanken, und nun fand ich mich – zu meiner ungläubigen Überraschung und Freude – ganz eindeutig auf der Erde wieder, mit einem blöden kaputten Bein als Dreingabe. Von diesem Punkt an bis... – nun ja, das werden Sie erfahren! – gab es gewissermaßen keine «Geschichte» oder irgendeine bestimmte «Stimmung» mehr, die den Tagen, die nun folgten, Spannung und Zusammenhang verlieh. Daher ist es für mich schwierig, über sie zu schreiben oder mich auch nur deutlich an sie zu erinnern. Das war mir schon auf dem Berg aufgefallen, von dem Augenblick an, in dem ich die Gewißheit, den Trost, die Überzeugung hatte, daß ich nun in Sicherheit war: Eine plötzliche Auflösung oder vielleicht eine Erschöpfung der Gefühle hatte mich überkommen, die sich grundlegend von der Tragödie, Komödie und Poesie meiner Situation auf dem Berg unterschied – denn tiefempfundene und leidenschaftliche Gefühle waren nicht mehr erforderlich und paßten nicht mehr zu meiner veränderten und sozusagen prosaischen Lage. Ich war zurückgekehrt in die Banalität, die Alltäglichkeit und, jawohl, die Kleinlichkeit der Welt.

Und dennoch kann ich meine Geschichte nicht hier enden lassen, denn nun folgte eine weitere Geschichte oder vielleicht ein weiterer Akt im selben merkwürdigen, komplexen

Drama, der für mich damals überaus überraschend und unerwartet kam und mein Verständnis oder Begriffsvermögen überstieg. Eine Zeitlang glaubte ich, es handele sich um zwei verschiedene Geschichten, und begriff erst nach und nach, daß sie im Grunde zusammenhingen. Aber was meine damaligen Gefühle während der nächsten vier Tage betrifft, so waren sie irgendwie dumpf – auch wenn in dieser Zeit eine schwere und unbedingt erforderliche Operation, jene Operation, die die beiden Geschichten miteinander verband, vorgenommen wurde –, und ich kann mich nur an bestimmte Höhe- und Tiefpunkte erinnern, die aus der allgemeinen Schalheit jener Zeit herausragten.

Ich wurde zum Arzt des Ortes gebracht – auch er ein rotgesichtiger Sohn des Landes, dessen Praxis sich über hundert Quadratmeilen zerklüfteten Berg- und Fjordlandes erstreckte –, der eine rasche und gründliche, keineswegs oberflächliche Untersuchung vornahm.

«Ihr Quadrizeps ist abgerissen», sagte er. «Ich weiß nicht, was Ihnen sonst noch fehlt. Ich lasse Sie in ein Krankenhaus bringen.»

Er rief einen Krankenwagen und benachrichtigte das nächste Krankenhaus, das sich im etwa hundert Kilometer entfernten Odda befand.

Kurz nachdem ich in der kleinen Station in Odda aufgenommen worden war – es handelte sich um ein Dorfspital, in dem es nur etwa ein Dutzend Betten und die einfachen Apparaturen für die Behandlung der hier häufiger auftretenden Krankheiten gab –, kam die Schwester herein, eine hübsche Frau, wenn auch ihre Bewegungen etwas undefinierbar Starres und Ungraziöses hatten.

Ich fragte sie nach ihrem Namen.

«Schwester Solveig», antwortete sie steif.

«Solveig?» rief ich. «Das erinnert mich an ‹Peer Gynt›!»

«*Schwester* Solveig, bitte – mein Name ist unwichtig. Und nun seien Sie bitte so gut und drehen sich um. Ich muß das Fieber rektal messen.»

«Schwester Solveig», antwortete ich, «könnten Sie es nicht auch im Mund messen? Ich habe ziemliche Schmerzen, und mein verdammtes Knie wird mir große Schwierigkeiten machen, wenn ich versuche, mich umzudrehen.»

«Das kann ich nicht ändern», antwortete sie kalt. «Ich habe meine Anweisungen, und die muß ich befolgen. Bei uns ist es Vorschrift, daß nach der Aufnahme die Temperatur gemessen wird – und zwar rektal.»

Ich überlegte, ob ich streiten, betteln oder protestieren sollte, aber ihr Gesichtsausdruck verriet, daß das sinnlos sein würde. Entmutigt drehte ich mich auf den Bauch, und mein linkes Bein, das durch nichts gehalten wurde, fiel aus dem Bett und knickte unter schrecklichen Schmerzen am Knie nach vorn ab.

Schwester Solveig führte das Thermometer ein, verschwand und blieb (ich sah auf die Uhr) mehr als zwanzig Minuten verschwunden. Sie reagierte nicht, als ich nach ihr läutete, und kam erst wieder, als ich Lärm schlug.

«Sie sollten sich schämen!» sagte sie, als sie mit vor Wut hochrotem Gesicht eintrat.

Der Patient neben mir, ein junger Mann, der recht gut Englisch konnte und infolge einer schweren Asbestose sehr kurzatmig war, flüsterte: «Die da ist ein richtiger Drachen. Aber die anderen sind nett.»

Nachdem meine Temperatur gemessen worden war, wurde ich auf einer fahrbaren Trage zum Röntgenraum gebracht.

Alles verlief problemlos, bis die Röntgenassistentin mein Bein unbedacht am Knöchel anhob. Das Knie knickte nach hinten weg und verrenkte sich sogleich, und ich stieß unwillkürlich einen lauten Schmerzensschrei aus. Als sie sah, was geschehen war, stützte sie das Knie sofort mit ihrer Hand und legte das Bein sehr sanft und vorsichtig wieder auf den Tisch.

«Es tut mir sehr leid», sagte sie. «Das wußte ich überhaupt nicht.»

«Das macht nichts», sagte ich. «Es ist ja nichts passiert. Sie wollten mir nicht weh tun. Schwester Solveig macht so was absichtlich.»

Ich lag auf der Trage und wartete, während die Ärztin sich meine Röntgenbilder ansah. Sie war eine praktische Ärztin aus Odda, eine nette, mütterliche Frau, die in dieser Nacht den

Notdienst im Krankenhaus versah. Es liege keine Fraktur der langen Knochen vor, sagte sie, und das Knie könne man weder genauer untersuchen noch röntgen. Sie habe eine solche Verletzung noch nie gesehen, glaube aber, daß es sich wahrscheinlich um einen gerissenen Quadrizeps handele, doch könne dies nur durch eine Operation festgestellt werden. Es sei ein recht tiefer Eingriff, sagte sie – «aber unkompliziert», fügte sie sofort mit einem Lächeln hinzu, als sie mein unverhohlen ängstliches Gesicht sah. Es könne sein, daß ich bis zu drei Monaten im Bett würde bleiben müssen. «Wahrscheinlich nicht einmal so lange, aber Sie sollten sich darauf einstellen.» Es werde am besten sein, den Eingriff in London vornehmen zu lassen, sagte sie. Das Rote Kreuz werde mich nach Bergen bringen – eine landschaftlich reizvolle Strecke, wenn man dazu in Stimmung sei –, und von Bergen nach London gebe es eine gute Flugverbindung...

Ich rief meinen Bruder an, der Arzt in London war. Seine Stimme klang besorgt, aber ich beruhigte ihn schnell. Er sagte mir, er werde alles arrangieren, und ich solle mir keine Sorgen machen.

Aber Sorgen macht man sich eben doch, und als ich zwischen dem kurzatmigen, hustenden jungen Mann und einem bemitleidenswerten Greis, der im Sterben lag und an einer Tropfinfusion hing, wieder in meinem Krankenhausbett in Odda lag – dorthin war ich, nachdem die Ärztin mich untersucht hatte, zurückgebracht worden –, fühlte ich mich vor Angst ganz elend. Ich versuchte zu schlafen – man hatte mir ein Beruhigungsmittel gegeben –, aber es fiel mir schwer, nicht an mein Bein zu denken, zumal mir jede noch so kleine Bewegung des Knies unvermittelte, starke Schmerzen bereitete. Ich mußte fast reglos liegen, was meinem Schlaf nicht gerade förderlich war.

Sobald ich einnickte, mich entspannte und dabei unwillkürlich kleine Bewegungen machte, rissen mich plötzliche, heftige Schmerzen am Knie wieder hoch. Die nette, mütterliche Ärztin wurde herbeigeholt und riet, einen provisorischen Gipsverband anzulegen, um das Knie ruhigzustellen.

Als ich mit meinem Gips wieder im Bett lag, schlief ich sofort ein – offenbar ohne auch nur meine Brille abzunehmen, denn ich hatte sie immer noch auf der Nase, als ich um sechs Uhr durch einen Traum geweckt wurde, in dem mein ganzes Bein zusammengepreßt wurde, als sei es in einen Schraubstock eingespannt. Ich stellte fest, daß es tatsächlich zusammengepreßt wurde, wenn auch nicht von einem Schraubstock. Es war sehr stark angeschwollen – das, was ich davon sehen konnte, erinnerte mich an einen Kürbis – und wurde offensichtlich vom Gips eingeschnürt. Der Fuß war sehr geschwollen und fühlte sich infolge eines Ödems kühl an.

Der Gipsverband wurde der Länge nach aufgeschnitten, und mit dem Nachlassen des Drucks und des Schmerzes fiel ich sogleich wieder in Schlaf und schlief tief und fest, bis eine so überaus erstaunliche Erscheinung den Raum betrat, daß ich mir die Augen rieb und noch zu träumen glaubte. Ein junger Mann, der aus irgendeinem Grund absurderweise einen weißen Kittel trug, kam sehr gewandt und graziös herein*getanzt*, hüpfte im Zimmer umher und blieb schließlich vor mir stehen, wobei er, wie ein Ballettänzer, seine Beine abwechselnd beugte und streckte, so weit es nur ging. Plötzlich sprang er zu meiner Verblüffung auf meinen Nachttisch und sah mich mit einem neckischen Elfenlächeln an. Darauf sprang er wieder hinunter, nahm meine Hände und drückte sie, ohne ein Wort zu sagen, an die Vorderseite seiner Oberschenkel. An beiden Beinen fühlte ich eine saubere Narbe.

«Fühlen Sie, ja?» fragte er. «Ich auch. Beide Beine. Beim Skifahren... Sehen Sie!» Und wieder vollführte er einen Sprung wie Nijinski.

Von allen Ärzten, die ich bis dahin kennengelernt hatte oder die ich später kennenlernen sollte, ist mir das Bild dieses jungen norwegischen Chirurgen am deutlichsten und angenehmsten in Erinnerung geblieben, weil er *in seiner Person* Gesundheit, Beherztheit, Humor und ein höchst wunderbares, aktives Einfühlungsvermögen in die Patienten vereinte. Er gebrauchte nicht die Wörter, die in Fachbüchern stehen. Er sagte eigentlich kaum etwas – er agierte. Er sprang und tanzte und zeigte mir seine Narben und führte mir gleichzeitig vor, wie vollständig er genesen war. Nach seiner Visite fühlte ich mich unendlich viel besser.

Die Fahrt nach Bergen – sechs Stunden im Krankenwagen durchs Gebirge – war mehr als schön. Sie war wie eine Auferweckung von den Toten. Im Krankenwagen, hoch oben auf meiner Trage, genoß ich den Anblick einer Welt, die ich um ein Haar hätte verlassen müssen. Nie war sie mir so schön, so neu erschienen.

Das Flugzeug in Bergen zu besteigen, war ein nervenaufreibendes Unternehmen. Die Trage ließ sich nicht unterbringen, und so wurde ich die Gangway hinaufgetragen und quer über zwei Sitze in der ersten Klasse gelegt. Zum erstenmal war ich mürrisch und gereizt. Mich überkam eine Art ängstlich-verärgerter Rastlosigkeit, die zu beherrschen mir Schwierigkeiten bereitete.

Der Flugkapitän, ein großer, vierschrötiger Mann mit dem Aussehen eines alten Piraten, war freundlich und einfühlsam.

«Es hat keinen Sinn, sich aufzuregen, mein Sohn», sagte er und legte mir seine riesige Hand auf die Schulter. «Wenn man Patient ist, ist es das wichtigste, Geduld zu lernen!»

Als ich mit dem Krankenwagen vom Londoner Flughafen in das große Krankenhaus gebracht wurde, wo ich am nächsten Tag operiert werden sollte, begannen meine gute Laune und meine innere Stabilität sich aufzulösen und wichen einer schrecklichen Angst. Ich kann nicht sagen, daß es eine Todesangst war, obwohl diese zweifellos auch darin mitschwang. Es war eher die Angst vor etwas Dunklem, Namenlosem, Verborgenem – ein unheimliches und drohendes alptraumhaftes Gefühl, wie ich es auf dem Berg nicht erlebt hatte. Dort war ich im großen und ganzen mit dem konfrontiert worden, was die Realität bereithielt, während es jetzt zu Verzerrungen kam, die von mir Besitz ergriffen. Ich sah es, ich spürte es und fühlte mich unfähig, dagegen anzukämpfen. Es wollte nicht weichen, und das einzige, was ich tun konnte, war, mich nicht beirren zu lassen und mich an die beruhigenden Floskeln und die Wahrheiten des gesunden Menschenverstandes, die ich mir unablässig vorbetete, zu klammern. Diese Fahrt im Krankenwagen war alles in allem nicht so übel, und hinter der Angst (die ich, als ihr Urheber, nicht bezwingen konnte) spürte ich, daß ein Delirium meinen Geist verwirrte – ein Delirium, wie ich es als Kind nur zu gut gekannt hatte, wenn ich Fieber oder einen meiner Migräneanfälle hatte. Mein Bruder, der bei mir saß, bemerkte etwas davon und sagte: «Nur ruhig, Ollie, es wird schon nicht so schlimm werden. Du siehst wirklich totenblaß aus, ganz klamm und krank. Ich glaube, du hast Fieber, und du siehst aus, als hättest du eine Vergiftung und einen Schock. Versuch dich auszuruhen. Mach dir keine Sorgen. Es wird nichts Schlimmes passieren.»

Ja, ich hatte tatsächlich Fieber. Mir war heiß, und gleichzeitig fror ich. Zwanghafte Ängste suchten mich heim. Meine Wahrnehmungen waren trügerisch. Die Dinge schienen sich zu verändern – sie schienen ihre Realität zu verlieren.

Das Krankenhaus, ein nüchterner viktorianischer Bau, sah einen Augenblick lang aus wie der Tower von London. Die fahrbare Trage, auf der ich hineingefahren wurde, erinnerte mich an einen Schinderkarren, und der winzige Raum mit verbauter Aussicht, in den man mich brachte (man hatte das im letzten Augenblick improvisiert, da alle Stationen und Unterstationen voll belegt waren), weckte in mir Assoziationen an die berüchtigte Folterkammer «Little Ease» im Tower.

Später gewann ich mein winziges, höhlenartiges Zimmer sehr lieb, und da es so abgekapselt war, nannte ich es «Die Monade». Aber an diesem schrecklichen, unheilvollen Abend des 25., als ich mich im Griff eines Fieberanfalls und neurotischer Phantasien befand und vor heimlicher Angst zitterte, kam es mir vor, als sei alles verkehrt, und es gab nichts, was ich daran ändern konnte.

«Die Exekution findet morgen statt», sagte der Mann in der Aufnahme.

Ich wußte, daß er gesagt haben mußte: «Die *Operation* findet morgen statt», aber das Gefühl, daß mir eine Hinrichtung bevorstand, überdeckte seine Worte. Und wenn mein Zimmer «Little Ease» war, dann war es gleichzeitig auch die Todeszelle. Mit halluzinatorischer Klarheit sah ich vor meinem geistigen

Auge jenen berühmten Stich, der Fagin* ein seiner Zelle zeigt. Mein Galgenhumor gab mir Trost und half mir, mich zu entspannen und die anderen absonderlichen Begleitumstände meiner Aufnahme über mich ergehen zu lassen. (Erst oben auf der Station wurde mir wieder Menschlichkeit zuteil.) Und zu diesen grotesken Phantasien kam der tatsächliche Ablauf der Aufnahme, jene systematische Entpersönlichung, die mit dem Prozeß des Patientwerdens verbunden ist. Man gibt seine Kleider ab und erhält ein unpersönlich weißes Nachthemd. Man bekommt ein Armband mit einer Registriernummer. Man ist den Vorschriften und Regeln einer Institution unterworfen. Man kann nicht mehr über sich selbst verfügen, man hat keine Rechte mehr, man wird der Welt entzogen. Die Prozedur entspricht genau der, die ein neuer Gefangener durchmacht, und ruft demütigende Erinnerungen an den ersten Schultag wach. Von nun an ist man keine Person mehr, sondern eine Nummer. Man versteht wohl, daß dies zum eigenen Schutz geschieht, aber diese Erfahrung ist dennoch furchtbar. Und während der endlos sich hinschleppenden Aufnahmeformalitäten wurde ich gepackt, überwältigt von dieser elementaren Furcht vor der Erniedrigung, bis zu dem ersten, herrlichen Augenblick, als man mir als Person und nicht bloß als einem «Neuzugang» oder einem *Ding* begegnete und mir – plötzlich und wunderbar – Menschlichkeit widerfuhr.

Unversehens platzte eine gutgelaunte, nette Oberschwester mit einem Lancashire-Akzent in meine Todeszelle, ein Mensch, eine mitfühlende und humorvolle Frau. Sie war, wie sie sich ausdrückte, «ganz weg», als sie meinen Rucksack öffnete und fünfzig Bücher, aber nicht ein einziges Kleidungsstück auspackte.

«Also wirklich, Doktor Sacks, Sie sind schon ein komischer Vogel!» sagte sie und brach in fröhliches Gelächter aus.

Da mußte auch ich lachen. Und mit diesem gesunden Gelächter löste sich die Spannung, und die Teufel verschwanden.

* Gestalt aus Charles Dickens' Roman «Oliver Twist»: ein Berufsverbrecher, der wegen Beteiligung an einem Mord zum Tode verurteilt wird. (Anm. d. Übers.)

Sobald ich untergebracht war, kamen der Medizinalassistent und der Oberarzt der chirurgischen Abteilung zur Visite. Es gab einige Unklarheiten in der «Vorgeschichte», denn sie wollten die «entscheidenden Fakten» erfahren, und ich wollte ihnen alles erzählen – die ganze Geschichte. Außerdem war ich mir nicht ganz sicher, was unter diesen Umständen «entscheidend» oder nebensächlich war.

Sie untersuchten mich, soweit der Gips es zuließ. Es sehe so aus, als handele es sich lediglich um einen Abriß der Quadrizepssehne, sagten sie, aber eine umfassende Untersuchung sei nur unter Vollnarkose möglich.

«Warum eine Vollnarkose?» fragte ich. «Könnte man nicht eine Lumbalanästhesie vornehmen?»

Dann würde ich nämlich *sehen* können, was los war. Nein, sagten sie, in solchen Fällen mache man immer eine Vollnarkose, und außerdem (hierbei lächelten sie) würden die Chirurgen wohl kaum damit einverstanden sein, daß ich während der Operation Fragen stellte!

Ich wäre gern näher darauf eingegangen, aber etwas in ihrem Ton und Verhalten hielt mich davon ab. Ich fühlte mich, genau wie bei Schwester Solveig in Odda, seltsam hilflos und dachte: «Ist *das* mit ‹Patientsein› gemeint? Na gut, ich bin jetzt seit fünfzehn Jahren Arzt. Nun werde ich also erfahren, was es heißt, ein Patient zu sein.»

Sobald ich darüber nachdachte, sah ich ein, daß ich mich übertrieben aufgeregt hatte. Ihre Worte hatten nicht stur oder zurechtweisend klingen sollen. Die beiden machten einen ganz freundlichen Eindruck, wenn auch auf eine unpersönliche Art. Zweifellos waren sie nicht befugt, in dieser Angelegenheit eine Entscheidung zu treffen; es würde das beste sein, am nächsten Morgen den zuständigen Chirurgen zu fragen. Sie hatten gesagt, meine Operation sei für neun Uhr dreißig angesetzt, und der Chirurg - ein Mr. Swan* – werde mich vorher zu einer kurzen Besprechung aufsuchen.

* Aus historischen Gründen legt in der englischsprachigen Welt ein Chirurg Wert darauf, nicht mit «Doctor», sondern mit «Mister» tituliert zu werden. (Anm. d. Übers.)

Ich dachte: «Verflixt, der Gedanke, daß ich unter Vollnarkose gesetzt werden und Bewußtsein und Kontrolle verlieren soll, gefällt mir gar nicht.» Außerdem, und das war noch wichtiger, war mein ganzes Leben auf Bewußtheit und Beobachtung ausgerichtet gewesen – sollte mir ausgerechnet jetzt die Chance zum Beobachten versagt werden?

Ich rief meine Familie und Freunde an, erzählte ihnen, was vorgefallen war und was nun geschehen würde, und sagte ihnen, es sei mein Wille, daß sie, sollte ich infolge unglücklicher Umstände während der Operation sterben, meine Notizbücher und andere unveröffentlichte Aufzeichnungen bearbeiten und nach Gutdünken veröffentlichen sollten.

Nach diesen Telefongesprächen meinte ich, ich sollte dieser Angelegenheit lieber einen formelleren Anstrich geben, und so schrieb ich alles in juristisch klingenden Formulierungen nieder, datierte das Schriftstück und bat zwei Schwestern, meine Unterschrift zu bezeugen. Mit dem Gefühl, alles «geregelt» zu haben – oder vielmehr alles, was zu regeln in meiner Macht stand –, hatte ich keine Schwierigkeiten einzuschlafen; ich schlief tief und fest bis kurz nach fünf Uhr morgens, als ich mit ausgetrockneter Zunge und einem üblen Geschmack im Mund, einem Pochen im Knie und mit Fiebergefühl erwachte. Ich bat um etwas Wasser, aber man sagte mir, ich dürfe am Tag der Operation nichts zu mir nehmen.

Ungeduldig wartete ich auf Swan. Sechs Uhr, sieben Uhr, acht Uhr... Ob er am Ende gar nicht mehr komme, fragte ich die Schwester, eine furchterregend aussehende, in strenges Dunkelblau gekleidete Frau (die fröhliche Oberschwester vom Vorabend hatte eine gestreifte Tracht getragen).

«Mr. Swan kommt, wann er es für richtig hält», antwortete sie pikiert.

Um acht Uhr dreißig kam eine Schwester, um mir, wie vor Operationen üblich, ein Beruhigungsmittel zu geben. Ich sagte ihr, ich müsse wegen der Lumbalanästhesie mit dem Chirurgen sprechen. Kein Problem, erwiderte sie – die Vorbereitungen für die Operation seien bei Lumbalanästhesie dieselben wie bei einer Vollnarkose.

Ich wollte sagen, daß ich fürchtete, von dem Beruhigungsmittel benebelt zu werden und dann nicht in der Lage zu sein, klar zu denken, wenn Mr. Swan gekommen sei. Sie meinte, ich solle mir keine Sorgen machen, denn er werde jeden Augenblick hiersein. Ich ließ die Sache auf sich beruhen – und mir die Spritze geben.

Sehr bald hatte ich einen trockenen Mund, Lichterscheinungen vor den Augen – ich sah Sterne und Blitze – und fiel in einen irgendwie träumerisch-albernen Gemütszustand. Ich klingelte nach der Schwester. Es war acht Uhr fünfundvierzig – seit der Injektion hatte ich die Uhr nicht aus den Augen gelassen –, und ich wollte wissen, was man mir gegeben hatte. Das Übliche, war die Antwort: Phenergan und Hyoszin, wie man es zur Herbeiführung eines «Dämmerschlafs» verwende. Ich stöhnte innerlich auf. Das bedeutete, daß ich nicht auf Draht, meiner Willenskraft beraubt sein würde.

Mr. Swan erschien um acht Uhr dreiundfünfzig und fand mich auf meine Armbanduhr starrend vor. Er schien mir zunächst ein sehr schüchterner Mann zu sein, aber dieser Eindruck wurde sogleich durch seine kräftige, entschlossene Stimme ausgelöscht.

«Nun», sagte er laut, «wie fühlen wir uns heute?»

«Gefaßt», antwortete ich mit schwerer Zunge.

«Kein Grund zur Sorge», fuhr er energisch fort. «Sie haben sich eine Sehne gerissen. Wir werden sie wieder annähen. Die Verbindung wiederherstellen. Das ist alles. Keine Sache!»

«Aber ...» sagte ich langsam – aber da war er schon wieder aus dem Zimmer.

Mit großer Mühe, denn ich war infolge des Beruhigungsmittels träge und hatte das Gefühl zu versinken, läutete ich und fragte nach der Schwester.

«Was gibt es?» sagte sie. «Warum haben Sie mich gerufen?»

«Wegen Mr. Swan», sagte ich und bemühte mich um eine deutliche Aussprache. «Er war zu kurz bei mir. Kaum war er hier, war er auch schon wieder weg. Er schien es furchtbar eilig zu haben.»

«Na, da soll mich doch ...» fuhr sie mich an. «Er ist ein sehr beschäftigter Mann. Sie können froh sein, daß er überhaupt gekommen ist.»

Eine letzte Erinnerung, bevor ich weg war...: Der Anästhesist hatte mir gesagt, ich solle laut zählen, während er mir eine Injektion Pentothal i. v. verabreichte. Eigenartig ungerührt sah ich zu, wie er in die Vene einstach, etwas Blut aufzog, um sich zu vergewissern, und das Betäubungsmittel langsam injizierte. Ich bemerkte nichts – keine wie auch immer geartete Reaktion. Als ich bei neun angelangt war, ließ mich irgend etwas auf die Uhr sehen. Ich wollte den letzten Augenblick, bevor ich das Bewußtsein verlor, festhalten und mich vielleicht, durch Konzentration, daran festklammern. Sobald mein Blick auf die Uhr fiel, sah ich, daß etwas nicht stimmte.

«Der Sekundenzeiger», sagte ich mit benebelter Klarheit. «Ist er wirklich stehengeblieben oder kommt es mir nur so vor?»

Der Anästhesist sah drauf und sagte: «Ja, er ist stehengeblieben. Hakt wohl irgendwo fest.»

Und damit verlor ich das Bewußtsein, denn an alles Weitere kann ich mich nicht mehr erinnern.

Meine nächste Erinnerung, oder vielmehr meine erste Erinnerung an das Erwachen, verdient eigentlich nicht das Wort «nächste». Ich lag im Bett und hatte den Eindruck, daß jemand mich schüttelte oder meinen Namen rief. Ich schlug die Augen auf und sah den Medizinalassistenten, der sich über mich beugte.

«Wie geht es Ihnen?» fragte er.

«Wie es mir geht?» antwortete ich mit einer Stimme, die so heiser und so wütend war, daß ich sie kaum als meine eigene erkannte. «Ich werde Ihnen sagen, wie es mir geht! Es geht mir beschissen! Was zum Teufel ist hier eigentlich los? Vor ein paar Minuten war mein Knie noch ganz in Ordnung, und jetzt tut es weh – und zwar höllisch!»

«Das war nicht vor ein paar Minuten, Dr. Sacks», sagte er. «Das war vor sieben Stunden. Sie sind operiert worden, das wissen Sie doch.»

«Ach du lieber Himmel!» sagte ich fassungslos. Ich hatte gar nicht daran gedacht, daß die Operation bereits stattgefunden haben könnte. Es fehlte mir jegliches Gefühl einer zeitlichen Abfolge, einer Zwischenzeit – das Gefühl, das Zeit verstrichen oder irgend etwas «geschehen» war.

«Ach so, ja», sagte ich ernüchtert. «Wie ist es gelaufen?»

«Gut», sagte er verbindlich. «Ohne alle Komplikationen.»

«Und das Knie?» fuhr ich fort. «Ist es genau untersucht worden?»

Er zögerte, oder jedenfalls erschien es mir so. «Machen Sie sich keine Sorgen», sagte er dann. «Das Knie müßte in Ordnung sein. Wir haben es nicht eingehend untersucht. Wir waren der Meinung, da ist alles okay.»

Ich fand weder das, was er sagte, noch wie er es sagte wirklich beruhigend, und bevor es wieder Nacht um mich wurde, war mein letzter Gedanke, daß sie eine ganz tiefgreifende Verletzung des Knies übersehen hatten und daß ich mich vielleicht in nicht ganz vertrauenswürdigen Händen befand.

Abgesehen von dem kurzen Gespräch mit dem Medizinalassistenten, das mir genau im Gedächtnis geblieben ist und das ich praktisch wortwörtlich wiedergegeben habe, habe ich fast keine zusammenhängende Erinnerung an die achtundvierzig Stunden nach der Operation. Ich war sehr fiebrig, befand mich in einem Schockzustand, kämpfte mit den Nachwirkungen des Betäubungsmittels und hatte starke Schmerzen im Knie. Alle drei Stunden bekam ich Morphium. Ich fiel in Delirien, an die ich mich nicht erinnern kann. Mir war entsetzlich übel, und ich hatte großen Durst, durfte aber nur hin und wieder einen Schluck Wasser trinken. Da ich kein Wasser lassen konnte, mußte ein Katheter gelegt werden. Diese beiden Tage waren ausgeblendete Tage.

Ich war also erst am Mittwochabend, zwei Tage nach der Operation, wieder bei klarem Verstand – und diese beiden Tage, jedenfalls soweit es ein zusammenhängendes, folgerichtiges Bewußtsein betrifft, fehlten mir fast gänzlich. Als Fieber und Delirium abgeklungen waren, der Schmerz soweit nachgelassen hatte, daß keine Morphiuminjektionen mehr erforderlich waren, und der Katheter – ja, der Katheter, dieses entsetzliche Gerät – entfernt werden und ich wieder die Freuden des unbehinderten Pinkelns genießen konnte, erholte ich mich recht schnell. Ich fühlte mich in Geist und Körper wunderbar erneuert, was im Fall eines Mannes, der sich einer ziemlich tiefgreifenden Operation unterziehen mußte, infolge der Zerstörung von Gewebe einen Schock erlitten und obendrein Fieber und Delirium zu erdulden hatte, etwas seltsam klingen mag. Dennoch war es so. Regeneriert, mit neuer Kraft, kommt man, wie man so sagt, wieder in Schwung. Man ist beinahe ein neuer Mensch.

Eine erfrischende, milde Brise wehte durch das Fenster – eine milde Abendbrise, die den Gesang, mit dem die Vögel den Tag beschlossen, aus dem Hof hereintrug. Ich atmete tief und genießerisch ein und murmelte ein Dankgebet für diese rasche und – jawohl – herrliche Genesung. Nachdem ich Gott gedankt hatte, dankte ich dem Chirurgen und den Krankenhausmitarbeitern dafür, daß sie mich wieder zusammengeflickt hatten, und auch all den guten Menschen in Norwegen, die mich gerettet hatten. Ich dachte daran, daß ich sechsundneunzig Stunden zuvor in der Abenddämmerung auf einem kalten Berg in Norwegen, in einem Land der Finsternis und unter dem Schatten des Todes herumgekrochen war. Gott sei gedankt, daß ich nun wieder im Land der Lebenden war!

Genießerisch reckte ich mich und stieß dabei an den Gipsverband. Plötzlich fiel mir wieder ein, daß ich ja einen Gips trug und daß sich in diesem Gips mein Bein befand! Tja, da war es also, jedenfalls ein kleines Stück davon: ein schmaler Wulst über dem oberen Rand des Verbandes und mein rosiger und lebendiger, wenn auch etwas geschwollener Fuß am unteren Ende. Es war wunderbar zu wissen, daß die Verbindung wiederhergestellt, Muskel und Sehne wieder miteinander verbunden waren und alles in schönster Ordnung war. Es hatte sich alles zum Guten gewendet, und ich würde wieder ganz gesund werden. Das würde natürlich eine Weile dauern, kein Zweifel. Ich mußte mich auf etwa einen Monat im Krankenhaus und dann noch ein paar Monate der Rekonvaleszenz einstellen. Unter dem Gips würde es zu einem gewissen Muskelschwund kommen – ich hatte oft gesehen, wie schnell die Kraft des Quadrizeps infolge von Bettruhe und mangelnder Bewegung nachläßt –, und ich konnte nicht damit rechnen, daß ich mein Bein gleich wieder mit ganzer Kraft würde gebrauchen können... All dies wußte und akzeptierte ich – ich akzeptierte es mit Freuden. Es war ein geringer Preis für meine Errettung vom Tod oder verheerender, unheilbarer Verkrüppelung. Das Entscheidende jedoch war dies: daß ich, wie durch ein Wunder, meinen Unfall überlebt hatte, daß meine Verletzung durch einen ausgezeichneten Chirurgen behandelt worden war, daß bei einer sorgfältigen, im Verlauf einer Operation vorgenommenen Untersuchung lediglich der Riß einer Sehne festgestellt worden war, daß meine Genesung keine Probleme bereiten würde und daß keine «Komplikationen» irgendwelcher Art aufgetreten oder zu erwarten waren.

Es würde ein gutes Gefühl sein, den Quadrizeps wieder anzuspannen und meine Kraft und Körperbeherrschung, die ich beim Riß der Sehne auf so besorgniserregende Weise verloren hatte, zu *fühlen*. Jetzt, da die Verbindung wiederhergestellt war, würde ich den Muskel wieder gebrauchen können und ihn so schnell wie möglich wieder aufbauen. Seit der Zeit, da ich meinen Körper mit Gewichtheben trainiert hatte, wußte ich ja sehr gut, wie man Muskelstärke und Körperkraft gewinnt. Ich würde alle in Erstaunen versetzen und ihnen zeigen, wozu ich fähig war!

Aus Vorfreude lächelnd spannte ich den Quadrizeps an – und unerklärlicherweise geschah nichts, *gar nichts*. Jedenfalls spürte ich nichts – aber ich hatte ja auch nicht hingesehen. Vielleicht hatte es nur eine kleine Kontraktion gegeben. Ich versuchte es noch einmal, diesmal mit großem Krafteinsatz, und beobachtete den Teil des Quadrizeps, der über dem Rand des Gipsverbandes zu sehen war. Wieder nichts, keinerlei wahrnehmbare Bewegung, nicht die kleinste Spur einer Kontraktion. Der Muskel blieb reglos und entspannt und gehorchte meinem Willen nicht. Zitternd tastete ich mit meiner Hand danach. Er war enorm geschrumpft, denn ich konnte jetzt meine ganze Faust mühelos zwischen mein Bein und den Gips schieben (der ja nach der Operation vermutlich eng angelegen hatte).

Mit einem gewissen Muskelschwund aufgrund mangelnder Bewegung mußte ich natürlich rechnen. Was ich *nicht* erwartet hatte und was ich außerordentlich seltsam und beunruhigend fand, war die Feststellung, daß der Muskel vollkommen schlaff – ganz schrecklich und unnatürlich schlaff – war, und zwar in einer Weise, die niemals durch mangelnden Gebrauch allein hervorgerufen sein konnte. Tatsächlich fühlte er sich kaum wie ein Muskel an, sondern eher wie ein weiches, lebloses Gelee oder ein Käse. Er hatte nichts von der Spannkraft, dem Tonus eines normalen Muskels, und er war nicht einfach «schlapp» – er war völlig *atonisch*.

Einen Augenblick lang packte mich absolutes Entsetzen, und ich erschauerte; gleich darauf aber unterdrückte ich dieses Gefühl und wandte meine Aufmerksamkeit angenehmeren Dingen zu. Das war sehr einfach. Zweifellos würde sich herausstellen, daß ich einen absurden Fehler gemacht hatte – wie jemand, der seinen Schlüssel umgekehrt in das Schloß gesteckt hat –, und ich würde am nächsten Morgen sehen, daß alles in Ordnung war.

Mein Vater und alte Freunde würden bald kommen, denn ich hatte die Schwestern gebeten, sie wissen zu lassen, daß ich wieder bei Bewußtsein und in der Lage war, Besuch zu empfangen. Und was diesen Unsinn mit dem Bein betraf – nun, es war eben nicht mehr als das: Unsinn. Am nächsten Morgen würde eine Krankengymnastin kommen, und gemeinsam würden wir schon herausfinden, was hinter dieser dummen Sache steckte.

Ich verbrachte einen wunderbaren Abend – eigentlich war es so etwas wie eine Feier. Es war herrlich, meine alten Freunde um mich zu haben, meine Freunde, von denen ich «geträumt» hatte, als ich auf jenem Berg geglaubt hatte zu sterben. (Ich erzählte ihnen die ganze Geschichte, aber *das* erzählte ich ihnen nicht.) Es war ein herrlicher, fröhlicher, geselliger Abend, und zur Belustigung und zur moralischen Entrüstung der Nachtschwester leerten wir eine Magnum-Flasche Champagner. Aber auch meine Freunde waren sehr erleichtert, denn ich hatte es Sonntagabend abgelehnt, sie zu empfangen, sondern sie angerufen und sie, zu ihrer großen Beunruhigung, gebeten, meine Testamentsvollstrecker zu sein, sollte mir irgend etwas «passieren». Nun, es war nichts passiert, und ich schäumte über vor Lebendigkeit. Ich war am Leben, und sie waren am

Leben. Wir alle waren lebendig, wir waren Zeitgenossen, Gefährten auf der Reise durch das Leben. An jenem Abend des 28., inmitten meiner lächelnden und lachenden (und manchmal weinenden) Freunde, spürte ich, wie noch nie zuvor, was fröhliche Geselligkeit bedeutet: nicht bloß am Leben zu sein, sondern sein Leben auch zu teilen und *gemeinsam mit anderen* am Leben zu sein. Meine Einsamkeit auf dem Berg hatte ich in gewissem Sinne fast als trauriger als den Tod empfunden.

Es war ein so schöner, so fröhlicher Abend, daß wir den Aufbruch hinauszögerten.

«Was meinst du, wie lange du noch in diesem Laden bleiben mußt?»

«Keine Minute länger als nötig – nur so lange, bis ich aus eigener Kraft auf die Straße gehen kann. In ein paar Wochen müßte ich schon wieder herumlaufen können.»

Als sie aufbrachen, war ich erfüllt von Glück und dem Gefühl der Verbundenheit und fiel ein paar Minuten später in Schlaf.

Aber tief in meinem Innersten war keineswegs alles in Ordnung. Einen Augenblick lang hatte ich, was mein Bein betraf, tatsächlich Zweifel gehabt, aber ich hatte mich bemüht – mit Erfolg, wie ich meinte –, sie als «Albernheiten», als eine Art von «Fehler» abzutun, und die ganze Angelegenheit warf an diesem geselligen Abend gewiß keinen Schatten auf mein Gemüt. Ich hatte die Sache tatsächlich «vergessen», ganz und gar vergessen, aber tief in meinem Inneren bestand das Wissen darum weiter fort.

In der Nacht jedoch, als ich in diese Tiefen hinabtauchte (oder diese Tiefen aufbrachen und in mir aufstiegen), hatte ich einen ganz besonders schrecklichen Alptraum, der um so angsteinflößender war, als er sehr real zu sein und ganz und gar nichts Traumhaftes an sich zu haben schien. Ich war wieder auf dem Berg und mühte mich hilflos ab, mein Bein zu bewegen und aufzustehen. Aber – und dies wenigstens war eine traumhafte Verzerrung – es gab eine eigenartige Verwechslung von Vergangenheit und Gegenwart. Gerade erst war ich gestürzt, und doch war das Bein bereits vernäht: Ich konnte die aus winzigen, ordentlichen Stichen bestehende Naht *sehen.* «Ausgezeichnet!» dachte ich. «Die Verbindung ist wiederhergestellt. Sie sind mit einem Hubschrauber gekommen und haben mich an Ort und Stelle wieder zusammengeflickt! Alles ist wieder vernäht, jetzt kann's weitergehen!» Aber aus irgendeinem Grund bewegte sich das Bein kein bißchen, obwohl es doch so schön und ordentlich vernäht war. Als ich versuchte, mich auf das Bein zu stützen und aufzustehen, regte sich nichts, nicht einmal eine einzige Muskelfaser. Ich streckte meine Hand aus und betastete den Muskel. Er fühlte sich weich und breiig an, leblos, ohne Tonus. «Um Gottes willen!» sagte ich im Traum. «Irgend etwas stimmt nicht, irgend etwas ist ganz schrecklich schiefgelaufen. Irgendwie ist der Muskel *denerviert*. Es liegt nicht nur an der Sehne – die Nervenverbindung ist unterbrochen!» Ich strengte mich an, sosehr ich nur konnte, aber es hatte keinen Zweck. Das Bein lag schlaff und reglos da, als sei es tot.

Als ich schweißgebadet und voller Angst erwachte, versuchte ich tatsächlich, den kraftlosen Muskel anzuspannen (wie ich es vielleicht auch in meinem Traum getan hatte). Aber es war sinnlos, es regte sich nichts, genau wie in meinem Traum. «Es liegt am Champagner», sagte ich mir. «Du phantasierst, du bist erregt. Oder vielleicht bist du auch gar nicht wach, sondern in einem anderen Traum. Schlaf wieder ein, einen tiefen, erholsamen Schlaf, und morgen früh wirst du feststellen, daß alles in Ordnung ist.»

Ich schlief ein, aber wieder betrat ich das Reich der Träume. Ich befand mich an einem mit riesigen, dichtbelaubten Bäumen bestandenen Flußufer. Sonnenflecken tanzten auf der leicht gekräuselten Wasseroberfläche. Es herrschte eine wunderbare, fast greifbare, tiefe Stille, die mich wie ein Umhang einhüllte. Ich hatte Fernglas und Kamera dabei, denn ich wollte einen außergewöhnlichen neuen Fisch beobachten – ein wundersames Wesen, so hieß es, obwohl nur wenige Menschen es je gesehen hatten. Ich hatte gehört, daß man es als «Chimäre» bezeichnete. Geduldig wartete ich eine Weile bei seinem Versteck, aber schließlich begann ich zu pfeifen und in die Hände zu klatschen und warf einen Stein in das Wasser, um zu sehen, ob ich das träge Ungeheuer aufscheuchen konnte.

Plötzlich, ganz plötzlich, bemerkte ich eine Bewegung im Wasser, eine Regung, die aus unvorstellbaren Tiefen zu kommen schien. Es sah aus, als werde das Wasser in der Mitte des Flusses eingesaugt, so daß ein riesiges Loch, ein Hohlraum, ein gewaltiger Strudel entstand. Der Mythos besagte, daß die Chimäre einen ganzen Fluß mit einem Schluck verschlingen konnte, und in diesem Augenblick verwandelte sich meine Verwunderung in blanken Schrecken, denn ich begriff, daß der Mythos buchstäblich der Wahrheit entsprach. Aus dem gigantischen leeren Raum, den sie selbst geschaffen hatte, erhob sich die Chimäre. In ihrer majestätischen Pracht stieg sie aus den Tiefen auf, ganz milchweiß und runzlig, wie Moby Dick, nur daß sie – es war unglaublich! – Hörner und das Gesicht eines riesigen Wiederkäuers hatte.

Wütend richtete sie nun aus großen, vorstehenden Augen ihren Blick auf mich. Sie glichen den Augen eines Stieres, nur daß dieser Stier einen ganzen Fluß austrinken konnte und einen mächtigen, schuppigen Schwanz so groß wie eine Zeder besaß.

Als dieses Wesen sich umdrehte, mir sein gigantisches Gesicht zuwandte und seine riesigen Augen auf mich richtete, erfaßte mich wilde Panik, und ich versuchte verzweifelt, mich rückwärts in Sicherheit zu bringen und das Flußufer hinaufzuklettern. Aber ich vermochte nicht zu springen. Die Bewegung kam ganz falsch heraus, und anstatt rückwärts zu schnellen, warf ich mich mit aller Kraft nach vorn, geradewegs unter das, was ich jetzt als die *Hufe* des Fisches erkannte...

Die Heftigkeit meiner plötzlichen Bewegung riß mich aus dem Schlaf, und ich merkte, daß ich meine Kniesehnen ruckartig bis zum äußersten angespannt hatte. Mein rechter Fuß hatte gegen mein Hinterteil getreten, während meine linke Ferse gegen den Rand des Gipses drückte. Es war ein schöner, sonniger Morgen, soviel konnte ich erkennen, denn das Licht, ganz zu schweigen von Windgeräuschen und Gerüchen, strömte in mein Zimmer (nur die Sicht, und damit auch visuelle Muster und Details, war durch das Gerüst, das sich knapp einen halben Meter vor meinem Fenster erhob, versperrt). Es war ein schöner Donnerstagmorgen, und ich konnte das Klappern des Essenwagens auf dem Flur hören und gebutterten Toast riechen! Plötzlich fühlte ich mich wieder wunderbar – es war der Morgen des Lebens: Ich atmete die frische Luft tief ein und vergaß meine schlechten Träume.

«Tee oder Kaffee, Herr Dr. Sacks?» fragte die kleine javanische Krankenschwester. (Ich hatte sie, an jenem schrecklichen Morgen vor der Operation, schon einmal kurz gesehen und sie gleich gemocht.)

«Tee», antwortete ich. «Eine ganze Kanne! Und Porridge und pochierte Eier und Buttertoast mit Orangenmarmelade!» Sie sah mich verwundert aus großen, mandelförmigen, freundlichen Augen an. «Also, heute geht es Ihnen aber wirklich besser!» sagte sie. «Gestern und vorgestern wollten Sie nur Wasser trinken. Es freut mich sehr für Sie, daß es Ihnen jetzt wieder gutgeht.»

Ja, so war es. Es ging mir gut, ich war froh, ich merkte, daß meine Lebenskraft zurückkehrte und verspürte das Verlangen, mich zu bewegen. Ich war immer ein aktiver Mensch gewesen – Aktivität war für mich lebenswichtig. Ich genoß alle Art von Bewegung, die schnellen Bewegungen, zu denen der Körper fähig ist. Die Vorstellung, untätig im Bett zu liegen, war mir verhaßt. Mein Blick fiel auf einen Haltegriff, eine Art Trapez, das über meinem Bett hing. Ich streckte meine Hände aus, packte den Griff und machte zwanzig Klimmzüge. Was für eine wunderbare Bewegung, was für wunderbare Muskeln – ihr Funktionieren erfüllte mich mit Freude. Ich ruhte mich aus, begann eine neue Serie von Klimmzügen – diesmal waren es dreißig –, und dann ließ ich mich zurücksinken und genoß das angenehme Gefühl, das mich durchströmte.

Ja, ich war noch immer gut in Form, trotz Verletzung, Operation und der damit verbundenen Zerstörung von Gewebe. Fünfzig Klimmzüge – das war ganz schön gut, wenn man in Betracht zog, daß ich mich vor erst fünfzehn Stunden in einem Schockzustand befunden und im Delirium gelegen hatte. Ich schöpfte daraus nicht nur Freude, sondern auch Selbstvertrauen – Vertrauen in meinen guten Körper, seine Stärke, seine Spannkraft, seinen Genesungswillen.

Man hatte mir gesagt, daß die Krankengymnastin nach dem

Frühstück kommen würde. Alle bestätigten mir, sie sei absolut erstklassig. Wir würden also bald mit der Arbeit anfangen: Wir würden den Tonus wieder in mein Bein zurückkehren lassen, es wieder seeklar machen und auch den Rest des Körpers einbeziehen. Wenn ich an «seeklar machen» dachte, fühlte ich mich irgendwie tatsächlich wie ein Schiff, ein lebendiges Schiff, ein Schiff, das Leben transportierte. Ich hatte das Gefühl, als sei mein Körper das Schiff, das mich durch mein Leben trug. Alle Körperteile gehörten dazu – sie waren die soliden Planken, die flinken Matrosen, die, angeleitet und koordiniert von mir, dem Kapitän, harmonisch zusammenarbeiteten.

Kurz nach neun trat die Krankengymnastin ein, eine athletische Frau mit einem Lancashire-Akzent. Sie wurde von einer Assistentin oder Studentin, einer jungen Koreanerin mit zurückhaltend niedergeschlagenen Augen, begleitet.

«Dr. Sacks?» brüllte sie mit einer Stimme, die man über ein ganzes Spielfeld hinweg hätte hören können.

«Madam!» sagte ich leise und neigte den Kopf.

«Freut mich, Sie kennenzulernen», sagte sie etwas weniger laut und gab mir die Hand.

«Es freut mich, *Sie* kennenzulernen», antwortete ich etwas weniger leise und schüttelte ihre Hand.

«Wie geht's dem ollen Bein? Wie fühlt es sich an? Tut wahrscheinlich teuflisch weh, was?»

«Nein – nur hin und wieder ein kurzes Stechen. Aber es kommt mir irgendwie komisch vor. Es will nicht so recht.»

«Mmmh!» brummte sie und überlegte einen Augenblick. «Na ja, dann wollen wir es uns mal ansehen und uns an die Arbeit machen.»

Sie schlug die Decke zurück, so daß das Bein freilag, und als sie das tat, sah ich, daß sie plötzlich ein überraschtes Gesicht machte. Diese Überraschung wich jedoch sogleich einem ernsten, nüchternen Ausdruck professionellen Interesses. Sie machte mit einemmal einen weniger polterigen und mehr gedämpften und methodischen Eindruck. Sie holte ein Bandmaß hervor und maß den Oberschenkelumfang des operierten und dann, zum Vergleich, den des gesunden Beins. Es schien, als könne sie das Ergebnis nicht glauben, denn sie wiederholte die

Messung und warf der Koreanerin einen Blick zu.

«Tja, Dr. Sacks», sagte sie schließlich, «das ist ein ganz beachtlicher Schwund – Ihr Oberschenkelumfang hat um achtzehn Zentimeter abgenommen.»

«Das klingt nach viel», sagte ich. «Aber ich nehme an, daß der Muskelschwund bei mangelnder Bewegung recht schnell fortschreitet.»

Der Ausdruck «mangelnde Bewegung» schien sie zu beruhigen. «Ja, mangelnde Bewegung», murmelte sie mehr zu sich selbst als zu mir. «Ich bin sicher, daß das durch mangelnde Bewegung zu erklären ist.»

Wieder legte sie ihre Hand auf mein Bein und tastete den Muskel ab, und wieder glaubte ich zu sehen, daß sie ein erstauntes und beunruhigtes Gesicht machte und sich sogar eine Spur von unwillkürlichem Abscheu darauf abzeichnete, wie man ihn empfindet, wenn man etwas berührt, das unerwartet weich und schwammig ist. Als ich diesen Ausdruck bemerkte – der abermals sofort gelöscht und durch eine nichtssagende, professionelle Miene ersetzt wurde –, ergriffen all meine unterdrückten Ängste wieder mit neuer Kraft Besitz von mir.

«Nun ja», sagte sie mit ihrer überlauten Sportplatz-Stimme. «Nun ja», trompetete sie, «das reicht jetzt wohl erst einmal – dieses Abtasten, Messen, Reden und alles. Jetzt wollen wir mal was *tun*.»

«Und was?» fragte ich schüchtern.

«Spannen Sie Ihren Muskel an – was haben Sie denn gedacht? Ich möchte, daß Sie den Quadrizeps in diesem Bein anspannen – wie Sie das machen sollen, brauche ich Ihnen ja wohl nicht zu sagen. Nur den Muskel anspannen. Also jetzt anspannen – da, wo ich meine Hand habe. Na los, Sie geben sich ja gar keine Mühe. Jetzt mal mit diesem hier.»

Sofort spannte ich kräftig den Oberschenkelmuskel meines rechten Beines an. Aber als ich dasselbe beim linken versuchte, war nicht die Spur einer Anspannung oder Versteifung festzustellen. Ich versuchte es wieder und wieder, aber ohne Erfolg.

«Sieht nicht so aus, als ob ich das besonders gut könnte», sagte ich kleinlaut.

«Lassen Sie sich nicht entmutigen», röhrte sie. «Es gibt ja

noch jede Menge andere Möglichkeiten. Viele Leute haben mit dieser Art von Muskelspannung – mit isometrischer Kontraktion – Schwierigkeiten. Man muß an eine Bewegung denken, nicht an einen Muskel. Schließlich spannt man normalerweise nicht einen Muskel an, sondern man *bewegt* sich. Hier, unter dem Gips, ist Ihre Kniescheibe.» Sie klopfte mit ihren kräftigen Fingern auf den Gips, der ein seltsam kalkiges, anorganisches Geräusch von sich gab. «Also, ziehen Sie sie jetzt zu sich. Ziehen Sie Ihre Kniescheibe hoch – jetzt, wo sie wieder angenäht ist, wird Ihnen das keine Schwierigkeiten bereiten.»

Ich zog. Nichts geschah. Ich zog noch einmal und noch einmal. Ich zog, bis ich vor Anstrengung ächzte und stöhnte. Es tat sich nichts – nicht das leiseste Zucken oder Zittern. Der Muskel blieb schlaff wie ein leerer Luftballon.

Die Heilgymnastin fing an, ein nervöses und frustriertes Gesicht zu machen, und sagte streng mit ihrer Trainerinnen-Stimme: «Sie geben sich nicht genug Mühe, Mann! Sie versuchen es gar nicht richtig!»

«Tut mir leid», sagte ich erschöpft und wischte mir den Schweiß von der Stirn. «Ich hatte den Eindruck, daß ich mich ganz schön angestrengt habe.»

«Na ja», knurrte sie, «es hat ausgesehen wie harte Arbeit, und trotzdem hat sich nichts getan! Aber keine Sorge, wir haben ja noch andere Methoden. Die Kniescheibe hochziehen, ist ja irgendwie auch isometrisch – und für Sie vielleicht schwieriger, weil Sie Ihre Kniescheibe ja nicht *sehen* können.» Diesmal klopfte sie mit ihren Knöcheln auf den weißen Gips, als wolle sie um Einlaß bitten.

«Es wäre doch eine gute Sache, wenn es durchsichtige Gipsverbände gäbe», schlug ich vor.

Sie nickte energisch. «Und noch besser wäre es, wenn man überhaupt keinen Gips verwenden würde. Das sind nur große, sperrige Dinger, die alle möglichen Probleme machen. Es wäre viel besser, wenn man Gelenke mit Spangen ruhigstellen würde – aber erzählen Sie das mal einem Orthopäden. Die haben doch keine Ahnung von Physiotherapie!» Plötzlich hielt sie verlegen inne. «Das habe ich nicht so gemeint», sagte sie, und ihre Stimme klang gar nicht mehr wie die einer Trainerin.

«Es ist mir bloß so rausgerutscht. Aber...» Sie zögerte und fuhr, als sie in meinem Gesicht Verständnis und Ermunterung fand, dann fort: «Ich will nichts gegen Orthopäden sagen – sie leisten großartige Arbeit –, aber sie scheinen nie an Bewegung und Haltung zu denken, daran, wie man etwas *tut*, sobald die körperlichen Mängel behoben sind.»

Ich dachte an Swans Blitzbesuch kurz vor der Operation und seine Bemerkung: «Wir werden sie wieder annähen. Die Verbindung wiederherstellen. Das ist alles.» Ich merkte, daß mir diese fähige Krankengymnastin gefiel.

«Miss Preston», sagte ich nach einem Blick auf ihr Namensschildchen (bisher hatte ich sie in Gedanken immer nur «die Krankengymnastin» genannt). «Was Sie sagen, finde ich wirklich sehr vernünftig, und ich wollte, daß mehr Ärzte so dächten wie Sie. Die meisten haben ihren Kopf in Gips.» Diesmal war ich es, der auf die weiße Röhre klopfte, um meine Worte zu unterstreichen. «Aber kommen wir zurück zu mir: Was soll ich jetzt machen?»

«Entschuldigen Sie», sagte sie. «Ich habe mich hinreißen lassen... Machen wir noch einen Versuch. Sobald der Muskel sich einmal bewegt hat, ist alles andere ein Klacks. Eine kleine Kontraktion, das ist alles, was nötig ist. Das wichtigste ist das erste kleine Zucken – damit fängt alles an. Ich werde Ihnen was verraten...» Ihre Stimme wurde freundlich und mitfühlend. «Eigentlich sollte ich heute nur isometrische Übungen mit Ihnen machen, aber es ist sehr wichtig, daß Sie ein Erfolgserlebnis haben. Ich weiß, wie enttäuschend es ist, etwas immer wieder zu versuchen, ohne daß etwas dabei herauskommt. Es ist sehr schlecht, am Ende mit diesem jämmerlichen Gefühl des Versagens dazustehen. Wir werden es mal mit *aktiver* Kontraktion versuchen – mit etwas, das Sie sehen können. Die wollen zwar nicht, daß Sie Ihr Bein anheben, aber ich werde das ganze Gewicht tragen. Ich werde Ihr Bein schön sanft anheben, und Sie brauchen mir nur etwas zu helfen... Wir müssen Sie vorher ein bißchen aufsetzen.» Sie nickte der jungen koreanischen Studentin zu, die mir daraufhin die Kissen so zurechtschob, daß ich bequem sitzen konnte. «Ja, jetzt müßte der Hüftbeugemuskel gut arbeiten können. Fertig?»

Ich nickte, dachte: «Ja, diese Frau versteht mich, und wenn irgend jemand es schaffen kann, mich wieder auf die Beine zu bringen, dann sie», und machte mich bereit, eine gewaltige Anstrengung zu unternehmen.

«Sie brauchen sich nicht so anzuspannen», sagte Miss Preston lachend. «Sie wollen ja keinen Rekord im Gewichtheben aufstellen. Sie sollen jetzt nur mit meiner Hilfe Ihr Bein heben... Hoch, hoch... Helfen Sie mir... Noch ein kleines bißchen mehr... Ja, da tut sich ja schon etwas...»

Aber es tat sich nichts, gar nichts, und das konnte ich an Miss Prestons Gesicht ebenso gut erkennen wie an meinem Bein. Es war ein totes Gewicht in ihren Händen, ohne jeden Tonus, ohne Bewegung, ohne ein eigenes Leben – wie Gelee oder Pudding, den man in Gips verpackt hatte. Meine eigene Besorgnis und Enttäuschung war deutlich und unverstellt in Miss Prestons Gesicht geschrieben. Es hatte seine Fassade professioneller Indifferenz abgelegt und war nun offen und lebendig, freimütig und aufrichtig.

«Es tut mir wirklich leid», sagte sie (und ich wußte, daß das stimmte). «Vielleicht haben Sie es diesmal einfach nicht richtig hingekriegt. Versuchen wir es noch einmal.»

Wir machten einen Versuch nach dem anderen. Und mit jedem Versagen, mit jeder Niederlage erschien mir die ganze Sache immer sinnloser. Es kam mir so vor, als würden meine Aussichten auf Erfolg kleiner und kleiner, und das Gefühl, daß ich machtlos und meine Bemühungen nichtig waren, wurde immer überwältigender.

«Ich weiß, wie sehr Sie sich anstrengen», sagte sie. «Und trotzdem ist es so, als würden Sie sich überhaupt nicht anstrengen. Sie bemühen sich so sehr, aber irgendwie schaffen Sie es trotz aller Anstrengung nicht, irgend etwas *in Gang* zu setzen.»

Das war genau der Eindruck, den auch ich hatte. Ich hatte das Gefühl, daß meine Anstrengungen sinnlos und sozusagen ziellos verpufften. Ich hatte das Gefühl, daß meine Mühen keinen rechten Anhalts- oder Bezugspunkt fanden. Ich hatte das Gefühl, daß mein Wille es gar nicht richtig «versuchte», daß er nicht wirklich «wollte» – weil alles «Wollen» darauf ausgerichtet ist, *etwas* zu wollen, und genau dieses Etwas war es, was fehlte. Am Anfang der Übungsstunde hatte Miss Preston gesagt: «Spannen Sie den Quadrizeps an. Wie man das macht, brauche ich Ihnen ja wohl nicht zu sagen.» Aber ebendieses «Wie», das Konzept, das dahinterstand, war es, das fehlte. Ich konnte mir nicht mehr vorstellen, wie ich den Quadrizeps anspannen sollte. Ich konnte mir nicht mehr vorstellen, wie ich die Kniescheibe zu mir herziehen oder die Hüfte beugen sollte. Ich hatte daher das Gefühl, daß irgend etwas mit meinem Vorstellungsvermögen geschehen war – wenn auch nur im Hinblick auf diesen einen Muskel. Da ich das Gefühl hatte, etwas «vergessen» zu haben – etwas ganz Offensichtliches, etwas absurd Offensichtliches, nur daß es mir irgendwie entfallen war –, versuchte ich es mit dem rechten Bein. Keinerlei Schwierigkeiten. Ich brauchte es nicht einmal zu «versuchen» oder mir «vorzustellen». Es erforderte keine Willensanstrengung, keinen gedanklichen Aufwand. Das Bein führte alle Bewegungen natürlich und ohne Mühe aus. Ich probierte auch – das war Miss Prestons letzter Vorschlag (sie nannte das «Fazilitation») –, beide Beine gleichzeitig zu heben, in der Hoffnung, es werde vielleicht ein «Überströmen», einen «Transfer» vom gesunden zum kranken Bein geben. Aber davon konnte leider keine Rede sein. Keine Spur von «Fazilitation»!

Nach vierzig Minuten waren sowohl Miss Preston als auch ich erschöpft und entmutigt, und so hörten wir auf und ließen den Quadrizeps in Ruhe. Wir waren beide erleichtert, als sie sich den anderen Muskeln des Beins zuwandte und mich Fuß und Zehen beugen und strecken und andere Hüftbewegungen ausführen ließ: Abduktion, Adduktion, Extension usw. All diese Muskeln arbeiteten spontan, unverzüglich und fehlerlos, im Gegensatz zum Quadrizeps, der überhaupt nicht arbeitete.

Nach der Stunde mit Miss Preston war ich nachdenklich und fühlte mich trostlos. Die Seltsamkeit dieser ganzen Angelegenheit und die böse Vorahnung, die ich gehabt hatte – am Vortag war es mir zwar gelungen, sie zu «vergessen», aber in meinen Träumen hatte sie mich wieder eingeholt –, traf mich nun mit voller Kraft und ließ sich nicht mehr leugnen. Das Wort «träge», das sie benutzt hatte, erschien mir albern: Es war eine Art Schlagwort ohne Inhalt, ohne klare Bedeutung. Irgend etwas stimmte nicht, irgend etwas war ganz und gar nicht in Ordnung, etwas, für das es nach meiner ganzen Erfahrung keinen Präzedenzfall gab. Der Muskel war *gelähmt* – warum bezeichnete sie ihn dann als «träge»? Der Muskel hatte keinen Tonus mehr; es war, als sei der Fluß der ein- und ausströmenden Impulse, die normalerweise automatisch den Muskeltonus aufrechterhalten, ganz und gar unterbrochen worden. Der neurale Verkehr war sozusagen gestoppt worden, und die Straßen der Stadt lagen ausgestorben und verlassen da. Das Leben – das neurale Leben – war zeitweilig zum Erliegen gekommen, sofern «zum Erliegen kommen» nicht ein zu optimistischer Ausdruck war. Im Schlaf, besonders im Tiefschlaf, entspannen sich die Muskeln, und der neurale Fluß nimmt ab, hört jedoch nie ganz auf. Die Muskeltätigkeit wird Tag und Nacht in Gang gehalten von einem ständigen lebendigen Pulsieren und Zirkulieren winziger Impulse, die jederzeit zu voller Aktivität ausgeweitet werden können.

Nicht einmal im Koma wird die Muskeltätigkeit ganz eingestellt. Sie wird vielmehr in einem ganz langsamen Takt, im Leerlauf gewissermaßen, aufrechterhalten. Wie das Herz hören die Muskeln während des ganzen Lebens nicht auf zu arbeiten. Mein Quadrizeps jedoch *hatte*, soweit ich das beurteilen konnte, aufgehört zu arbeiten. Er war vollständig gelähmt und ohne Tonus. Er «schlief» nicht bloß, sondern war *wie tot*, und da er «tot» war, konnte er nicht «geweckt» werden, sondern mußte – welches Wort war hier das richtige? – *vom Tode auferweckt* werden, um wieder ins Leben zurückzukehren. Wachen und Schlafen – lebendig und tot.

Es war die Leblosigkeit des Muskels, die mich so enervierte. Und Leblosigkeit war etwas Absolutes, das nicht mit Müdigkeit oder Krankheit zu vergleichen war. Dies hatte ich am Vorabend gespürt und verdrängt: das Gefühl, die böse Vorahnung, daß der Muskel tot war. Diesen Eindruck vermittelte mir vor allem seine Stille – eine vollkommene und absolute Stille, die Stille des Todes. Wenn ich den Muskel rief, kam keine Antwort. Mein Ruf wurde nicht gehört, der Muskel war taub. Aber war das alles? Würde das ausreichen, um mir den Eindruck von «Stille» zu geben? Wenn man ruft, hört man seine Stimme – selbst wenn der Ruf nicht beachtet wird oder auf taube Ohren stößt. Vielleicht – und dieser Gedanke ließ mich erschauern, denn damit schien ich in einen völlig anderen Bereich vorzustoßen, einen Bereich mit unendlich ernsteren, ja unheimlichen Möglichkeiten – bedeutete diese «Stille», von der ich sprach, dieses Gefühl, daß «nichts geschah», daß ich in Wirklichkeit gar nicht gerufen hatte (oder daß ich, sollte ich doch gerufen haben, meine eigene Stimme nicht hören konnte)? Dieser Gedanke oder etwas Derartiges – ein Ansatz, eine Vorahnung – war gewiß schon während der Stunde mit Miss Preston irgendwo in meinem Kopf gewesen. Diese bizarren «Versuche», die gar keine wirklichen Versuche waren, dieses «Wollen», das gar kein wirkliches Wollen war, dieses «Vorstellen», das gar kein wirkliches Vorstellen war, diese «Erinnerung», die gar keine wirkliche Erinnerung war...

Was geschah mit mir? Ich war nicht in der Lage, zu versuchen, zu wollen, mir etwas vorzustellen, mich zu erinnern. Ich konnte mir nicht vorstellen oder mich erinnern, wie gewisse Bewegungen auszuführen waren, und meine «Bemühungen» in dieser Richtung waren nichts weiter als ein lächerlicher Selbstbetrug, denn ich hatte die Fähigkeit verloren, einen Teil meiner selbst zu «rufen», über einen Teil meiner selbst zu *gebieten*... Während ich immer düsterer nachgrübelte, hatte ich nun mehr und mehr den Eindruck, daß diese ganze Angelegenheit weit seltsamer war und in weit tiefere Tiefen reichte, als mein Begriffsvermögen zu fassen imstande war. Ich hatte das Gefühl, daß sich unter mir Abgründe auftaten...

Daß der Muskel gelähmt, daß er «taub» war, daß das lebenswichtige, schwingende Fließen der Impulse, sein «Herzschlag», aufgehört hatte, daß er, mit einem Wort, «tot» war – all dies, so beunruhigend es, für sich betrachtet, auch war, verblaßte im Vergleich zu dem, was nun mit entsetzlicher Klarheit in mein Gesichtsfeld rückte, zur Bedeutungslosigkeit. Denn all diese Dinge, so schrecklich sie auch sein mochten, waren durch und durch lokale und periphere Phänomene und berührten als solche mein Wesen – *mich* – nicht mehr als der Verlust einiger Blätter oder eines Zweiges den innersten Kern des Lebens, den Fluß der Säfte, die Wurzeln eines Baumes berührt.

Jetzt jedoch wurde auf beängstigende, ja gespenstische Weise deutlich, daß, was immer auch geschehen war, nicht bloß lokale, periphere, oberflächliche Auswirkungen – jene schreckliche Stille, jenes Vergessen, meine Unfähigkeit zu rufen oder mich zu erinnern –, sondern radikale, zentrale, fundamentale Folgen gehabt hatte. Was zunächst lediglich wie ein lokaler, peripherer Schaden oder Zusammenbruch ausgesehen hatte, erschien jetzt in einem anderen und sehr erschreckenden Licht: Es war ein Zusammenbruch meines Gedächtnisses, meines Vorstellungsvermögens, meines Willens – *nicht bloß eine Funktionsstörung meines Muskels, sondern eine Funktionsstörung meiner selbst.* Das Bild eines lebendigen Schiffes – die soliden Planken, die erfahrenen Matrosen, der steuernde Kapitän, ich selbst –, das ich mir von mir selbst gemacht und das mir am Morgen so lebhaft vor Augen gestanden hatte, nahm jetzt horrorartige Züge an. Nicht genug damit, daß einige der soliden Planken morsch und verrottet, daß die erfahrenen Matrosen taub, ungehorsam oder abwesend waren – ich selbst, der Kapitän, war nicht mehr Kapitän. Ich, der Kapitän, hatte offenbar einen Hirnschaden und litt an schweren Ausfällen, an verheerenden Beeinträchtigungen meines Erinnerungs- und Denkvermögens. Ganz plötzlich und wie durch eine glückliche Fügung des Himmels fiel ich in einen ohnmachtsartigen Schlaf.

Unvermittelt wurde ich zu meiner Verwirrung aus meinem Tiefschlaf geweckt, und zwar von der kleinen, sonst so ruhigen javanischen Schwester, die in mein Zimmer stürzte und mich wachrüttelte. Sie hatte, bevor sie mir das Mittagessen brachte, einen Blick durch das Fenster in der Tür geworfen, und bei dem Anblick, der sich ihr geboten hatte, hatte sie das Tablett fallen lassen und war ins Zimmer gestürzt.

«Dr. Sacks, Dr. Sacks», rief sie mit schriller Stimme. «Sehen Sie doch, wo Ihr Bein ist – es wird gleich aus dem Bett fallen!»

«Unsinn!» sagte ich verschlafen. Ich war noch gar nicht richtig wach. «Mein Bein ist doch hier, vor mir, wo es hingehört!»

«Nein, ist es nicht!» sagte sie. «Es fällt gleich aus dem Bett. Sie müssen es im Schlaf bewegt haben. Sehen Sie doch!»

«Sie wollen mich wohl auf den Arm nehmen!» sagte ich lächelnd und machte mir nicht die Mühe hinzusehen.

«Das ist kein Witz, Dr. Sacks! Setzen Sie sich doch auf und sehen Sie selbst.»

Ich dachte noch immer, sie wolle mich veralbern – Krankenschwestern sind berühmt für ihre Streiche –, und richtete mich auf. Ich hatte flach auf dem Rücken gelegen. Ich sah auf meine Beine – und traute meinen Augen nicht: Mein linkes Bein war weg! Es war unglaublich, unmöglich, aber das Bein war weg!

Wo war es? Ich entdeckte die Gipsröhre weit zu meiner Linken, wo sie in einem seltsamen Winkel zu meinem Körper und, wie es die Schwester gesagt hatte, mehr als halb aus dem Bett hing. Ich mußte das Gipsbein im Schlaf und ohne es zu merken mit meinem gesunden Bein dorthin geschoben haben. Plötzlich überkam mich ein Gefühl tiefer Verwirrung. Ich hatte gespürt, daß das Bein vor mir lag – oder hatte zumindest *angenommen*, daß es dort war (es war ja vorher dort gewesen, und ich hatte keine gegenteiligen Informationen erhalten) –, aber jetzt konnte ich sehen, daß dies nicht der Fall war, sondern daß es um fast 90 Grad verschoben und gedreht worden war. Mit einemmal hatte ich ein Gefühl der Ungereimtheit, der völligen Unvereinbarkeit von dem, was ich zu fühlen glaubte, und dem, was ich tatsächlich sah, von dem, was ich «mir vorgestellt» hatte, und dem, was sich jetzt als Tatsache herausstellte. Einen verwirrenden, schwindelerregenden Augenblick lang fühlte ich mich von meinen Sinnen hinters Licht geführt. Eine solche Täuschung hatte ich noch nie erlebt.

«Schwester», sagte ich und merkte, daß meine Stimme zitterte, «würden Sie so nett sein und mein Bein wieder ins Bett legen? So flach auf dem Rücken kann ich es nicht so gut bewegen.»

«Aber natürlich, Dr. Sacks. Gerade noch zur rechten Zeit. Es wäre fast aus dem Bett gefallen, und Sie liegen nur da und reden.»

Ich wartete darauf, daß sie das Bein wieder ins Bett schob, aber zu meiner Überraschung tat sie nichts. Sie beugte sich nur über das Bett, richtete sich wieder auf und ging zur Tür.

«Schwester Sulu!» rief ich, und jetzt war sie es, die überrascht war. «Was machen Sie? Ich warte noch immer darauf, daß Sie bitte mein Bein wieder ins Bett legen.»

Sie drehte sich um, und ihre mandelförmigen Augen waren groß vor Verwunderung.

«Jetzt machen *Sie* aber Witze, Dr. Sacks! Ich *habe* Ihr Bein doch wieder ins Bett gelegt.»

Diesmal fehlten mir die Worte. Ich packte den Haltegriff und zog mich hoch. Tatsächlich, das war kein Witz – sie hatte das Bein wieder ins Bett gelegt! Sie hatte es wieder ins Bett gelegt, aber ich hatte es nicht gemerkt. Was zum Teufel war eigentlich los?

«Bitte, Schwester Sulu», sagte ich ganz sachlich und kleinlaut, «entschuldigen Sie, daß ich mich so aufgeregt habe. Darf ich Sie um einen Gefallen bitten? Jetzt, da ich sitze und zusehen kann, würden Sie wohl so nett sein und das Gipsbein am Knöchel fassen und schwenken – es nur ein bißchen in alle Richtungen herumbewegen?»

Während sie das tat, sah ich ihr genau zu. Sie hob das Bein hoch, senkte es wieder auf das Bett und bewegte es nach rechts und links. Ich konnte diese Bewegungen sehen, aber überhaupt nicht spüren. Aufmerksam beobachtete ich sie, während sie das Bein bewegte.

«Und jetzt bitte ein paar richtig ausladende Bewegungen, Schwester Sulu.»

Tapfer, denn das Gipsbein war schwer, massig, unhandlich und kraftlos, hob sie es an, bis es in rechtem Winkel zu meinem Körper stand und ließ es dann, wieder im rechten Winkel, zur Seite kippen. All diese Bewegungen konnte ich sehen, aber nicht spüren.

«Nur noch ein letzter kurzer Test, Schwester Sulu, wenn es Ihnen nichts ausmacht.» Meine Stimme (ich bemerkte es wie aus weiter Entfernung) hatte einen ruhigen, sachlichen, «wissenschaftlichen» Klang bekommen, der den gräßlichen Schrecken, den klaffenden Abgrund, mit dem ich konfrontiert war, verdecken sollte.

Ich schloß die Augen und bat sie, das Bein nochmals zu bewegen – zunächst kleine Bewegungen und dann, wenn ich nichts sagte, große Bewegungen, wie zuvor. Nun, wir würden sehen!

Wenn man den Arm eines Mannes bewegt, während er zusieht, wird er es vielleicht schwierig finden, sein Gefühl von seinen visuellen Eindrücken zu unterscheiden. Beide sind so natürlich miteinander verbunden, daß man nicht daran gewöhnt ist, sie zu trennen. Wenn man ihn jedoch bittet, die Augen zu schließen, hat er keinerlei Schwierigkeiten, auch die winzigsten passiven Bewegungen anzugeben, beispielsweise die Veränderung der Lage eines Fingers um den Bruchteil eines Millimeters. Und in der Tat ist es dieser «Muskelsinn» (wie er früher, bevor Sir Charles Scott Sherrington ihn untersucht und in «Proprio[re]-zeption» umgetauft hat, genannt wurde), der von den Impulsen der Muskeln, Gelenke und Sehnen abhängig ist und gewöhnlich übersehen wird, weil er im allgemeinen unbewußt ist – es ist dieser lebensnotwendige «sechste Sinn», durch den der Körper sich selbst erkennt und mit vollkommener, automatischer, augenblicklicher Präzision die Positionen und Bewegungen aller beweglichen Körperteile, ihr Verhältnis zueinander und ihre Ausrichtung im Raum erfaßt. Früher gab es noch ein anderes altes Wort, das noch heute häufig gebraucht wird, nämlich *Kinästhesie* oder Bewegungssinn (Tiefensensibilität), aber «Propriozeption» scheint mir, auch wenn es weniger wohlklingend ist, ein insgesamt besseres Wort zu sein, weil damit auf ein Gefühl für das «Richtige» (engl.: proper) angespielt wird – etwas, durch das der Körper in die Lage versetzt wird, sich selbst zu erkennen und in «Besitz» (engl.: property) zu nehmen. Man kann sagen, daß man seinen Körper – zumindest die Glieder und die beweglichen Teile – infolge eines konstanten Informationsflusses, der während des ganzen Lebens unablässig von den Muskeln, Gelenken und Sehnen zum Gehirn strömt, «besitzt» oder «innehat». Man besitzt sich selbst, man *ist* man selbst, weil sich der Körper durch diesen sechsten Sinn immer und jederzeit erkennt und bestätigt. Ich fragte mich, wieviel von jenem seit Descartes in der Philosophie vorherrschenden absurden Leib-Seele-Dualismus durch ein richtiges Verständnis der Propriozeption hätte vermieden werden können. Vielleicht schwebte diese Einsicht dem genialen Leibniz vor, als er von den «perceptiones minutiae» (winzigen Wahrnehmungen) sprach, die zwischen Körper und Seele vermitteln, obwohl...

«Dr. Sacks!» Schwester Sulus Stimme schreckte mich hoch. «Ich dachte, Sie wären eingeschlafen oder so. Mir tun die Arme weh, und Sie haben keinen Laut von sich gegeben. Sie haben mich ganz schön anstrengende Übungen mit diesem riesigen, schweren Gipsbein machen lassen. Ich habe das Bein so weit wie möglich in alle Richtungen bewegt. Jetzt erzählen Sie mir bloß nicht, daß Sie das nicht gespürt haben!»

«Ich habe überhaupt nichts gespürt, Schwester Sulu», sagte ich ernst. «Eigentlich habe ich die ganze Zeit darauf gewartet, daß Sie anfangen!»

Schwester Sulu, die mir so großherzig geholfen hatte, wandte sich zum Gehen und schüttelte verständnislos und verwirrt den Kopf. «Heute morgen noch war er so nett, so normal, so gesund», dachte sie wohl hinter ihrer glatten javanischen Stirn, «und jetzt benimmt er sich so komisch!» Sie hätte sich noch mehr Sorgen um mich gemacht, wenn sie durch das Fenster in der Tür beobachtet hätte, was ich nun tat; und weit beunruhigter wäre sie gewesen, wenn sie eine Vorstellung davon gehabt hätte, was ich dachte, was ich erfuhr, was ich empfand. «Komisch» wäre für sie ein viel zu schwaches Wort gewesen. Und in der Tat hätte sie in ihrer oder in meiner oder in irgendeiner Sprache kein Wort gefunden, das Unvorstellbare meiner Erfahrungen zu umschreiben.

Sobald sie die Tür hinter sich geschlossen hatte – ich hatte ihr zu verstehen gegeben, daß mir der Appetit auf das Mittagessen vergangen war –, wandte ich mich mit wacher, erschreckter, ja fast wilder Aufmerksamkeit meinem Bein zu. Und in diesem Augenblick kannte ich es nicht mehr. In diesem Augenblick, bei dieser allerersten Begegnung, *kannte ich mein Bein nicht*. Es war mir ganz und gar fremd, es gehörte nicht mir, es war mir nicht vertraut. Ohne den Hauch eines Erkennens sah ich es an. Wie wir alle kannte auch ich diese seltsamen, plötzlichen Momente des Nicht-Erkennens, *jamais vu*; sie sind unheimlich, gehen aber schnell vorüber, und dann sind wir wieder in unserer bekannten, vertrauten Welt. Aber dies hier ging nicht vorüber – es gewann an Tiefe und wurde immer stärker und befremdlicher.

Je länger ich diese Gipshülle betrachtete, desto fremder und unverständlicher erschien sie mir. Ich konnte dieses Ding nicht mehr als «mein», als Teil von mir begreifen. Es schien in keiner Beziehung zu mir zu stehen. Es war absolut *nicht ich*, und doch – es schien unmöglich – war es an mir befestigt, und es bestand – dies schien mir sogar noch unmöglicher – ein Zusammenhang zwischen mir und diesem Ding.

Es muß an diesem Gips liegen, sagte ich mir. Ein derart großes Objekt würde jeden irritieren, wenn es auch eigenartig war, daß es mich erst jetzt so aus der Fassung brachte. Immerhin hatte man mir ja schon am Samstag in Odda einen Gips angelegt. Warum sollte ich ihn jetzt, am darauffolgenden Donnerstag, so seltsam finden – ein groteskes «Ding», das in keinerlei Beziehung zu mir stand? Als man mir den Gips in Odda angelegt hatte, war er mir nicht so erschienen. Ich konnte mich ganz deutlich daran erinnern, daß ich den Gips nicht nur als schützend und tröstlich, sondern auch irgendwie als nett, freundlich und warm empfunden hatte, als ein schönes, gemütliches Heim, das mein armes Bein beherbergen würde, bis es ihm wieder besserging. Aber jetzt sah diese weiße Röhre keineswegs «nett» oder «freundlich» oder «warm» aus. Ich konnte mir auch gar nicht vorstellen, daß sie mir irgendwann in der Vergangenheit so vorgekommen war. Andererseits erschien sie mir aber auch nicht «gemein», «unfreundlich» oder «feindselig» – sie schien gar nichts zu sein, sie hatte überhaupt keine Eigenschaften.

Insbesondere kam mir die Gipshülle nicht mehr wie ein «Heim» vor. Ich konnte mir nicht vorstellen, daß sie irgend etwas, geschweige denn einen Teil von mir «beherbergte». Ich hatte das Gefühl, daß sie entweder durch und durch massiv oder aber leer war – jedenfalls enthielt sie gar nichts. Ich betrachtete den schmalen Streifen schlaffen Fleisches über dem Rand der Gipsröhre und schob dann eine Hand hinein. Sie war so weit, daß meine beiden Hände Platz hatten. Das Gefühl war unvorstellbar erschreckend und unheimlich. Als ich am Tag zuvor meine Hand unter den Gipsverband geschoben und den Quadrizeps abgetastet hatte, hatte ich ihn «schrecklich» gefunden – schlaff und schwammig, wie eine Art von weichem, leblosem Gelee oder Käse. Aber dieser Schrecken war nichts im

Vergleich zu dem gewesen, den ich jetzt empfand. Am Tag zuvor hatte ich wenigstens *etwas* berührt – etwas Unerwartetes, Unnatürliches vielleicht, etwas, das nichts Lebendiges an sich zu haben schien, aber immerhin etwas –, während ich heute, so unmöglich das schien, gar nichts berührte. Das Fleisch unter meinen Fingern fühlte sich nicht mehr wie Fleisch an. Es schien nicht mehr greifbar zu sein, nicht mehr aus Materie zu bestehen. Es hatte keine Ähnlichkeit mehr mit irgend etwas. Je länger ich es betrachtete und befühlte, desto weniger war es «da» und desto mehr war es nichts – und nirgends. Es war leblos, unwirklich, es war kein Teil von mir – es gehörte nicht zu meinem Körper oder irgend etwas anderem. Es gehörte nirgendwohin. Es hatte keinen Platz auf der Welt.

> Das, was nicht Körper ist, gehört nicht zur Welt, ... und da die Welt alles ist, ist das, was nicht Körper ist, nichts – und nirgendwo.
> Thomas Hobbes

Soviel stand fest: Ich hatte etwas verloren. Ich schien «mein Bein» verloren zu haben, und das war absurd, denn es war ja dort, im Gips, gut aufgehoben und geborgen – ein «Faktum». Wie konnte irgendein Zweifel daran bestehen? Und doch gab es Zweifel. In ebendieser Frage, ob ich noch ein Bein «hatte» oder «besaß», hegte ich tiefe Zweifel und war bis in die Grundfesten meines Seins erschüttert.

Als ich anfangs meine Augen geschlossen hatte, hatte ich keinerlei Gefühl dafür gehabt, wo mein Bein lag – kein Gefühl dafür, daß es «hier» und nicht «dort» war, kein Gefühl dafür, ob es irgendwo war, einfach überhaupt kein Gefühl. Und was kann man für etwas empfinden, was kann man von etwas postulieren, das «nicht da» ist? In der Tat schien es, als sei diese tiefgreifende Störung der Propriozeption, die nur durch Zufall entdeckt und deutlich geworden, dann aber von Schwester Sulu und mir selbst sorgfältig untersucht worden war, als sei diese besondere Wendung der Dinge der letzte Tropfen gewesen, der das Faß zum Überlaufen brachte. Ernste Probleme und Fragen, die hauptsächlich den verletzten und operierten Muskel, seine weitgehende Verkümmerung, seine Atonie, seine offenbare Lähmung betrafen, waren bereits aufgetaucht, ebenso wie, kurz bevor ich einschlief, Fragen einer «höheren» Kategorie. Sie kreisten um den offenbaren Zusammenbruch des «praktischen Wissens» und des «Vorstellungsvermögens», jenen Zusammenbruch, der bewirkte, daß ich mir nicht mehr «vorstellen», mich nicht mehr «daran erinnern» konnte, wie Bewegungen mit diesem Muskel auszuführen waren. Bereits an diesem Punkt war etwas Seltsames im Gange gewesen. Aber unmittelbar darauf folgte der totale, absolute, «existentielle» Zusammenbruch, dem die Entdeckung des Zusammenbruchs von Empfindung und Gefühl voranzugehen schien, denn erst damit bekam das Bein plötzlich etwas Unheimliches – oder, um es genauer, wenn auch weniger bildhaft auszudrücken: Es verlor alle charakteristischen Eigenheiten und wurde zu einem fremden, unbegreiflichen *Ding*, das ich berühren und betrachten konnte, ohne ein Gefühl des Wiedererkennens, ein Gefühl der Verbindung zu diesem Ding zu haben. Erst da sah ich es an und dachte: «Ich kenne dich nicht, du gehörst nicht zu mir», und weiter: «Ich kenne dieses ‹Ding› nicht, es gehört zu nichts.» *Ich hatte mein Bein verloren.* Wieder und wieder kehrte ich zu diesen fünf Worten zurück – Worte, die für mich eine grundlegende Wahrheit ausdrückten, ganz gleich, wie absurd sie für jemand anderen klingen mochten. In gewisser Hinsicht hatte ich also mein Bein verloren. Es war weg, es war verschwunden, es war am Ansatz abgeschnitten worden. Ich war jetzt ein Amputierter, aber kein gewöhnlicher Amputierter. Denn objektiv, nach außen hin, war das Bein ja noch da; es war innerlich, subjektiv verschwunden. Ich war daher sozusagen ein «inwendig» Amputierter. Neurologisch, neuropsychologisch war das die ins Auge springende Tatsache. Ich hatte das innere Bild, die innere Vorstellung von meinem Bein verloren. Es war eine Störung, eine Löschung der Vorstellung vom Bein im Gehirn erfolgt – eine Löschung dieses Teils des «Körper-Bildes», wie die Neurologie es nennt. Es fehlte ein Teil der «inneren Fotografie» meiner selbst. Ich konnte mich ebensogut einiger Begriffe der Psychoanalyse bedienen, die eine mehr als bloß zufällige Analogie mit denen der Neurologie aufwiesen: Ich konnte sagen, daß ich das Bein als ein «inneres Objekt», als eine symbolische und affektive «Imago» verloren hatte. In der Tat schien es, als müßte ich mich beider Terminologien bedienen, denn mein innerer Verlust war sowohl «fotografisch» als auch «existentiell», das heißt es lag einerseits ein schwerer Wahrnehmungsausfall vor, der bewirkte, daß ich mein Bein nicht mehr fühlte, während es sich andererseits um einen «sympathischen» Ausfall handelte, der zur Folge hatte, daß ich *für* mein Bein fast nichts mehr empfand. Beides war in den Begriffen, deren ich mich bediente, enthalten – ich hatte das Gefühl, daß meine persönliche, lebendige, geliebte Realität durch eine leblose, anorganische, feindliche Auflösung der Realität ersetzt worden war.

Was konnte eine derart tiefgreifende, derart verheerende Veränderung, einen so totalen Zusammenbruch sowohl der Empfindung des Beines als auch des Gefühls für das Bein hervorgerufen haben, einen so totalen Zusammenbruch des neuralen Bildes – und der Imago? Ein längst vergessenes Ereignis aus der Zeit, da ich noch Student und «Famulus» in der neurologischen Abteilung gewesen war, fiel mir wieder ein. Eine ziemlich aufgeregte Krankenschwester hatte mich angerufen und mir folgende merkwürdige Geschichte erzählt: Ein neuer Patient – ein junger Mann – sei morgens aufgenommen worden. Er habe einen sehr netten Eindruck gemacht und sich den ganzen Tag über völlig normal verhalten – bis er vor einigen Minuten aus einem Nickerchen erwacht sei. Seitdem sei er erregt und benehme sich sonderbar, als sei er ein anderer Mensch. Er habe es irgendwie fertiggebracht, aus dem Bett zu fallen, sitze jetzt laut brüllend auf dem Boden und weigere sich beharrlich, sich wieder hinzulegen. Ob ich nicht bitte vorbeikommen und nach ihm sehen könne?

Als ich kam, lag der Patient auf dem Boden neben seinem Bett und starrte eines seiner Beine an. In seinem Gesicht spiegelte sich eine Mischung aus Wut, Sorge, Verwunderung und Heiterkeit – wobei Verwunderung mit einer Spur von Bestürzung überwog. Ich fragte ihn, ob er sich nicht wieder ins Bett legen wolle und ob er dabei Hilfe brauche, aber er schien verärgert über diese Vorschläge und schüttelte den Kopf. Also hockte ich mich neben ihn auf den Boden und bat ihn, mir seine Geschichte zu erzählen. Er war am Morgen für einige Tests in die Klinik gekommen. Er hatte über keine Beschwerden geklagt, aber die Neurologen hatten den Eindruck gewonnen, er habe ein «träges» linkes Bein – genau so hatten sie sich ausgedrückt –, und ihm nahegelegt, gleich zu bleiben. Den ganzen Tag über war es ihm gutgegangen, und gegen Abend war er eingeschlafen. Auch beim Aufwachen war noch alles in Ordnung gewesen – bis er sich bewegt hatte. Denn im Bett hatte er, wie er sich ausdrückte, «irgendein Bein» gefunden – *ein abgetrenntes menschliches Bein.* Ein entsetzlicher Fund! Er war zunächst starr vor Überraschung und Ekel – so etwas Unglaubliches war ihm selbst in seinen wildesten Träumen noch nie begegnet! Vorsichtig hatte er das Bein angefaßt. Es schien vollkommen geformt zu sein, hatte sich aber «sonderbar» und kalt angefühlt. In diesem Augenblick war ihm eine Idee gekommen: *Das Ganze war nur ein Witz!* Ein ziemlich schlechter und geschmackloser, aber sehr origineller Witz! Es war Silvesterabend, und überall wurde gefeiert. Das halbe Pflegepersonal war beschwipst, Scherze und Knallkörper flogen hin und her – wie beim Karneval ging es zu. Offenbar hatte sich eine Schwester mit einem makabren Sinn für Humor in den Seziersaal geschlichen, ein Bein gestohlen und es ihm, während er fest schlief, ins Bett gelegt. Er war sehr erleichtert gewesen über diese Erklärung, aber da er gefunden hatte, daß dieser Witz zu weit ging, hatte er das verdammte Ding aus dem Bett geworfen. Doch – und in diesem Augenblick gab er den Plauderton, in dem er bisher erzählt hatte, auf, begann zu zittern und wurde aschfahl – *als er es aus dem Bett geworfen hatte, war er irgendwie hinterhergefallen, und jetzt war das Bein an ihm festgewachsen.*

«Sehen Sie es sich an!» rief er mit vor Ekel verzerrtem Gesicht. «Haben Sie jemals so ein widerwärtiges Ding gesehen? Ich dachte immer, ein Toter wäre tot, und damit basta. Aber das hier ist unheimlich! Und irgendwie – es ist gespenstisch – kriege ich es nicht ab!» Er packte das Bein mit beiden Händen, versuchte mit ungewöhnlicher Kraft, es sich abzureißen, und schlug, als ihm dies nicht gelang, wütend darauf ein.

«Langsam!» sagte ich. «Immer mit der Ruhe! Beruhigen Sie sich! Ich würde das Bein nicht so schlagen.»

«Und warum nicht?» fragte er herausfordernd.

«Weil es *Ihr* Bein ist», antwortete ich. «Erkennen Sie Ihr eigenes Bein nicht?»

Er sah mich ungläubig und entsetzt an, doch hinter dem Ausdruck der Verblüffung trat rasch eine Art schalkhaften Mißtrauens hervor. «Ach so!» sagte er. «Sie wollen mich an der Nase herumführen! Sie stecken mit dieser Schwester unter einer Decke – aber Sie sollten Ihre Patienten nicht so auf den Arm nehmen!»

«Ich nehme niemanden auf den Arm», erwiderte ich. «Das ist Ihr Bein.»

Er sah meinem Gesicht an, daß ich es vollkommen ernst meinte. Blankes Entsetzen trat in seine Augen. «Das soll mein Bein sein? Meinen Sie nicht auch, daß man sein eigenes Bein kennen sollte?»

«Selbstverständlich», antwortete ich. «Man sollte tatsächlich sein eigenes Bein kennen. Ich kann mir nicht vorstellen, daß man es *nicht* kennt. Vielleicht sind *Sie* derjenige, der uns hier die ganze Zeit auf den Arm nimmt.»

«Nein, ich schwöre, bei allem, was mir heilig ist... Man sollte wirklich seinen eigenen Körper kennen und wissen, was zu einem gehört und was nicht – aber dieses Bein, dieses Ding –» wieder überlief ihn ein Schauer des Ekels – «fühlt sich nicht richtig, nicht wirklich an. Und es sieht auch nicht so aus, als ob es zu mir gehört.»

«Wie sieht es denn aus?» fragte ich ihn. Ich war inzwischen genauso verwundert wie er.

«Wie sieht es denn aus?» wiederholte er meine Frage langsam. «Ich werde es Ihnen sagen: Es sieht absolut grauenhaft aus, mit nichts zu vergleichen, was ich je gesehen habe. Wie kann so etwas zu mir gehören? Ich weiß nicht einmal, *wohin* so ein Ding gehören sollte...» Seine Stimme erstarb.

«Hören Sie», sagte ich, «ich glaube, es geht Ihnen nicht gut. Das beste ist, Sie legen sich wieder ins Bett. Aber eine letzte Frage möchte ich Ihnen noch stellen: Wenn dies, dieses Ding, *nicht* Ihr linkes Bein ist» (er hatte es in seiner Erzählung als «Fälschung» bezeichnet und sich darüber gewundert, daß sich jemand solche Mühe gegeben habe, ein «Faksimile herzustellen»), «wo ist dann Ihr *echtes* linkes Bein?»

Wieder wurde er blaß – so blaß, daß ich dachte, er würde in Ohnmacht fallen. «Ich weiß es nicht», sagte er. «Ich habe keine Ahnung. Es ist verschwunden. Es hat sich in Luft aufgelöst. Ich kann es nirgends finden . . .»

Dieser ganze Zwischenfall hatte mich tief beunruhigt – so tief, dachte ich jetzt, daß ich ihn über fünfzehn Jahre lang vergessen hatte, und obwohl ich mich als Neurologen bezeichnete, hatte ich diesen Mann vollkommen aus meinem Gedächtnis und meinem Bewußtsein verbannt, bis – bis ich mich selbst ganz offenbar in seiner Lage wiederfand, am eigenen Leibe dasselbe (daran konnte kaum ein Zweifel bestehen) erfuhr, was er durchgemacht hatte, und, wie er, erschreckt und in den Grundfesten meines Wesens erschüttert war. Es war offensichtlich, daß meine Symptome in gewisser Weise mit denen des jungen Mannes identisch waren und daß sie alle zusammengenommen ein identisches «Syndrom» bildeten.

Ein solches Syndrom wurde zuerst im vergangenen Jahrhundert von dem deutschen Neurologen Gabriel Anton beschrieben und gelegentlich als «Anton-Syndrom» bezeichnet, obgleich er nur einige wenige Merkmale herausgriff. Eine umfassendere Darstellung nahm der große französische Neurologe Joseph Babinski vor, der für die eigentümliche Unfähigkeit zur Erkenntnis, die diese Patienten charakterisiert, die Bezeichnung «Anosognosie» prägte. Babinski hat die bizarren, beinah komischen Krankheitsbilder einiger Fälle eindrucksvoll beschrieben: Patienten, bei denen sich ein Schlaganfall dadurch ankündigte, daß sie unfähig waren, eine Seite ihres Körpers zu erkennen, und die das Gefühl hatten, es handle sich um den Körper eines anderen oder um ein «Modell», oder die glaubten, man spiele ihnen einen Streich, so daß es vorkommen konnte, daß sie sich im Zug ihrem Nachbarn zuwandten und, indem sie auf ihre eigene Hand deuteten, sagten: «Entschuldigen Sie, Monsieur – würden Sie bitte Ihre Hand von meinem Knie nehmen!», oder daß sie die Schwester, die das Frühstück abräumte, baten: «Ach, bitte, wo Sie gerade dabei sind, nehmen Sie doch auch gleich diesen Arm mit!» Mir fielen auch eigentümliche Fälle wieder ein, die mir selbst begegnet waren, zum Beispiel der Patient im Mount-Carmel-Hospital, der seinen längst verstorbenen Bruder bei sich im Bett «entdeckte». «Er hängt immer noch an mir!» sagte er empört. «So eine Frechheit! Hier ist sein Arm!» rief er und hob mit der rechten Hand seinen linken Arm hoch. Des weiteren wies Babinski darauf hin, daß man viele dieser Patienten für verrückt gehalten hatte. In der Tat hatte man ihnen eine besondere Kategorie der Geistesgestörtheit auf den Leib geschneidert: «Somatophrenia phantastica», um Emil Kraepelins Ausdruck zu gebrauchen. Aber diese «Geistesgestörtheit» war in ihren Erscheinungsformen außerordentlich spezifisch und konstant und trat nicht nur, und zwar oft unvermittelt, bei geistig ausgeglichenen Leuten auf, die bis dahin keinerlei Anzeichen einer Geisteskrankheit hatten erkennen lassen, sondern ging typischerweise auch mit Funktionsstörungen des Gehirns einher, insbesondere mit Störungen der hinteren Partien der rechten Gehirnhälfte, die die allgemeine Wahrnehmung oder «gnosis» der linken Körperhälfte steuert. Der Wiener Nervenarzt Otto Pötzl hat diesen Beschreibungen weitere hinzugefügt und die Art dieser Störungen mit somatischen Wahnvorstellungen verglichen und ihnen gegenübergestellt, und es ist möglich, daß er sie auch mit Freud erörtert hat. Für Freud, der schon in jungen Jahren ein hervorragender Neurologe war (tatsächlich war er es, der im Jahre 1891 den Begriff «Agnosie» schuf) und der sich bis an sein Lebensende mit der Neurologie beschäftigte, wären diese Beschreibungen des Pötzl-Syndroms (*optisch-kinästhetische Allästhesie*) von außerordentlich großem Interesse gewesen, wie übrigens auch für seine Tochter Anna, die bereits durch ihre frühen Studien zur Persönlichkeitspsychologie Berühmtheit erlangt hatte. Was die Freuds, Vater wie Tochter, fasziniert hätte, war die Tatsache, daß hier ein spezifisches pathophysiologisches, mit einer Verletzung der hinteren rechten Gehirnhälfte einhergehendes Syndrom vorlag, welches spezifische und eigentümliche Veränderungen der Köperidentität hervorrufen konnte. Dadurch war es möglich, daß ein Patient eines seiner Gliedmaßen als fremd empfand, beziehungsweise nicht in der Lage war, es mit sich selbst in Verbindung zu bringen oder seinem eigenen Körper zuzuordnen, und es (vermittels Rationalisierung und Abwehr), wenn auch nur zeitweilig, als das einer anderen Person ansah. Pötzl fand auch heraus, daß es – dies wird ja durch die grotesken (und oft komischen) Aspekte der Krankengeschichte offenbar – zu eigentümlichen und charakteristischen Affektveränderungen kam, etwa wenn Patienten, wie bereits erwähnt, eine ihrer Gliedmaßen von sich schoben und die Schwester baten, sie möge doch so freundlich sein, es zusammen mit dem Frühstückstablett zu entfernen. Diese Patienten, deren Reaktionen und Affekte in allen anderen Bereichen vollkommen normal waren, legten gegenüber ihren betroffenen Gliedmaßen eine außergewöhnliche Gleichgültigkeit an den Tag. Dies war, wie Babinski bemerkt, einer der Gründe, warum man bei vielen von ihnen Hysterie, Schizophrenie oder eine andere «dissoziative» Störung diagnostiziert hatte. Und in der Tat lag bei ihnen ja ein außerordentlich bemerkenswerter «Zerfall» vor – eine Dissoziation, die nicht nur neuraler, sondern auch emotionaler und «existentieller» Natur war. Dies war jedoch nicht die Folge einer «Verdrängung» eines Gedankens und Gefühls, sondern das Resultat einer neuralen Unterbrechung.

Als sehr junger Mann schrieb Freud, auf Charcots Anregung, eine klassische Abhandlung über den Unterschied zwischen organisch und hysterisch bedingten Lähmungen, und er wäre überaus fasziniert gewesen, wenn er gegen Ende seines Lebens – das Pötzl-Syndrom wurde 1937 beschrieben – erfahren hätte, daß zumindest einige Grundzüge dieses Syndroms, die man leicht auf «Hysterie» hätte zurückführen können – die charakteristische Dissoziation und die ungerührte oder witzelnde Gleichgültigkeit –, in diesem Fall eindeutig auf organische Faktoren zurückzuführen waren, oder genauer gesagt: wie ein Mensch und seine Ich-Struktur – also das, was die Grenze zwischen «Ich» und «Nicht-Ich» absteckt – angesichts einer tiefgreifenden Körperagnosie reagierte. Hatte Freud, der ja auf Physiologie und Biologie aufbaute, nicht immer gesagt: «Das Ich ist vor allem ein körperliches»?

Und was nun? Hatte *ich* das Pötzl-Syndrom? Jedenfalls ließ sich mein Fall nicht von diesem Syndrom unterscheiden. Man hätte mich als Demonstrationsobjekt für dieses seltene und eigentümliche «neuro-existentielle» Leiden hernehmen können, und einen Augenblick lang stellte ich mir vor, wie ich, Professor Doktor Anton-Babinski-Pötzl-Sacks, einen faszinierenden Fall dieses Syndroms vorführte – mich selbst! Aber dann wurde mir, wie auf dem Berg, plötzlich bewußt, daß es sich bei diesem «faszinierenden Fall» *tatsächlich* um mich selbst handelte – nicht bloß um einen «Fall», den Dr. Anton-Babinski-Pötzl-Sacks vorführen und über den er eine Arbeit publizieren konnte, sondern um einen sehr verängstigten Patienten, dessen Bein nicht nur verletzt und operiert worden, sondern in doppelter Hinsicht verkrüppelt, ja nutzlos war, denn es gehörte nicht mehr zum «inneren Bild» meiner selbst – es war durch ein unerklärliches Leiden aus meinem Körper-Bild und auch aus meinem Ich ausgelöscht worden.

Bei meinem bedauernswerten Patienten, zu dem ich an jenem denkwürdigen Silvesterabend gerufen worden war, hatte eine eilig vorgenommene Gehirnoperation ergeben, daß er einen großen Gefäßtumor über dem rechten Scheitellappen hatte. Während er schlief, hatte dieser Tumor begonnen zu bluten, so daß das «Beinzentrum» – jener Teil des Gehirns, in dem die Lage und das Vorhandensein des Beins abgebildet wird – beim Erwachen praktisch gelöscht war. Infolgedessen war es ihm unmöglich, sein Bein normal, als «etwas Vorhandenes», als «Teil seiner selbst» zu empfinden, so daß es ihm, als er es entdeckte, wie ein fremdartiger Gegenstand erschien, den man ihm ins Bett gelegt hatte – wie «das Bein eines anderen», «das Bein eines Toten» und schließlich wie ein irgendwie unheimliches, unkörperliches, «gefälschtes» Bein ...

Und wie stand es um meinen Fall? Es war klar, daß auch ich am Pötzl-Syndrom litt und das linke Bein gelöscht war – und daß auch bei mir, wie bei meinem Patienten, ein massiver Befund im rechten Parietallappen vorliegen mußte. «Physiologie, Anatomie, Ätiologie» hatte man uns beigebracht, und in diesen Bahnen bewegte sich mein Denken gewandt und zügig hin und her. Die Physiologie war die einer rechtshemisphärischen Dysfunktion; demgemäß handelte es sich anatomisch um eine umfangreiche «Funktionsstörung» in diesem Bereich. Und die Ätiologie, die Ursache dafür? Es konnte nicht einen Augenblick lang Zweifel geben: Während der Narkose hatte sich entweder ein Gefäßpfropf gelöst, oder mein Blutdruck war stark abgesunken, so daß ich einen zerebralen Infarkt, einen schweren «Schlag» in meiner hinteren rechten Gehirnhälfte erlitten hatte. «Komplikationen während der Narkose», würde in den Unterlagen stehen...

Daß es dazu kommen mußte – daß ich auf dem Berg, wie durch ein Wunder, dem Tod oder einer schrecklichen Verkrüppelung entronnen und unter großen Mühen in eine der besten orthopädischen Abteilungen der Welt gebracht worden war, nur um das Opfer eines postoperativen Schlaganfalls zu werden! Wie in einem einzigen, alles umfassenden Schaubild, das winzige und sehr demütigende Details enthielt, lag das jämmerliche Halbleben, das mich nach einem so schweren Schlaganfall erwartete, vor mir: Ich würde an einen Rollstuhl gefesselt und auf erniedrigende Weise von anderen abhängig sein, mit einem Bein, das nutzlos und gleichzeitig so «fremd» war, so inwendig amputiert, daß es am besten und einfachsten sein würde, es dann auch tatsächlich zu amputieren, weil mich dieser Schritt wenigstens davon erlösen würde, ein völlig nutzloses, funktionsloses, ja tatsächlich totes Glied mit mir herumzuschleppen. Man würde es getrost entfernen können, so wie man ein abgestorbenes Bein entfernte, denn es war ja praktisch wirklich abgestorben – es war neural, funktional und existentiell tot.

In diese Vision versunken, lag ich unendlich lange in einer Art kalter, fatalistischer Verzweiflung da, stöhnte, erwog Selbstmord und wackelte mit den Zehen. *Mit den Zehen!* Das hatte ich vergessen: *Meine Zehen waren in Ordnung!* Sie wackelten munter und rosig, als wollten sie sich über den absurden Gang meiner Gedanken lustig machen! Ich mochte wohl ein Hypochonder sein, aber mit den Grundzügen der Neuroanatomie war ich vertraut. Ein Schlaganfall, der so schwer war, daß er das ganze Bein auslöschte, hätte gewiß auch den Fuß gelähmt. Bei diesem Gedanken brach ich in lautes, herzhaftes Gelächter aus. Mein Gehirn war in Ordnung – ich hatte keinen Schlaganfall erlitten. Ich wußte zwar nicht, was ich hatte, aber ein Schlaganfall war es nicht.

Ich läutete, und Schwester Sulu erschien. Die Besorgnis war ihrem jungen, sanften Gesicht deutlich anzusehen.

«Was gibt es, Dr. Sacks? Alles in Ordnung?»

«Klar», sagte ich. «Mir geht's hervorragend. Es ist mir noch nie bessergegangen! Mein Appetit ist wieder da. Wäre es wohl möglich, daß Sie mir ein belegtes Brot oder so etwas bringen?»

«Du lieber Himmel!» sagte sie. «Sie sind ja wie ausgewechselt! Vorhin, als ich ging, haben Sie einfach schrecklich ausgesehen – blaß und zittrig und mit einem ganz entsetzten Gesicht. Und jetzt scheint es Ihnen wieder gutzugehen! Wie beim Frühstück.»

«Na ja, ich habe ein bißchen nachgedacht. Mir sind einfach die Gäule durchgegangen... Wenn ein belegtes Brot zuviel Umstände macht, wäre ich auch mit einer Tasse Tee und einem Keks zufrieden.»

«Aber Sie können Ihr ganzes Mittagessen haben, Dr. Sacks. Es wird ja immer noch ausgeteilt.»

«Wirklich? Wie lange ist es denn her, daß Sie und ich mein Bein getestet haben?»

Sie sah auf ihre Uhr. «Keine zehn Minuten», sagte sie. «Kam Ihnen die Zeit länger vor?»

Keine zehn Minuten! Ich traute meinen Ohren kaum. Diese zehn Minuten, so kam es mir vor, waren mit den Erfahrungen eines ganzen Lebens angefüllt gewesen. Ich war durch ein ganzes Universum von Gedanken gereist. Ich war so weit gereist – und hier wurde noch das Mittagessen ausgegeben!

Schwester Sulu brachte mir mein Tablett. Ich stellte fest, daß ich einen regelrechten Heißhunger hatte, was mir, nach den physischen und metaphysischen Strapazen des Morgens, ganz natürlich schien: Ich war hungrig und sinnenfroh und sehnte mich nach dem, was das Leben an Schönem zu bieten hatte.

Beim Essen ging ich in Gedanken noch einmal die Worte des jungen Mannes mit dem Gehirntumor durch, der sein linkes Bein «verloren» hatte. Glücklicherweise war der Tumor gutartig gewesen, und ein sofortiger chirurgischer Eingriff hatte die einwandfreie Funktion des Gehirns wiederhergestellt. Einige Wochen später, als er sich von seiner Operation erholte, suchte ich ihn auf, um zu erfahren, wie es ihm ging und ob er, was jene Silvesternacht betraf, noch irgendwelche Erinnerungen oder Gefühle hatte.

Diese Erfahrung, sagte er mir, sei die unheimlichste und beängstigendste seines Lebens gewesen, etwas, das er nicht für möglich gehalten hätte, wenn er es nicht selbst erlebt hätte. Es sei – und er wiederholte dieses Wort – «verrückt» und ohne jeden erkennbaren Sinn gewesen. Daß er vollkommen übergeschnappt sein könnte, war eine seiner größten Ängste gewesen. Dies sei noch dadurch verstärkt worden, daß man ihm, wenn er versucht habe, mit den Schwestern und Pflegern darüber zu sprechen, ständig gesagt habe, es sei «nichts», und er solle nicht so «albern» sein. Er sei sehr froh und dankbar gewesen, daß wenigstens ich ihm zugehört hätte, weil ich, auch wenn ich nur Student war und «keine Ahnung hatte», wenigstens versucht hätte, ihn zu verstehen. Er sagte, er sei irgendwie froh gewesen, als die Neurochirurgen (die ich hinzugezogen hatte) ihm versichert hätten, es handele sich hier um etwas «Wirkliches» und nicht um etwas «bloß Eingebildetes» – obwohl ihm natürlich der Gedanke, daß er einen Hirntumor hatte, der operiert werden mußte, gewaltige Angst gemacht habe. Und obgleich man ihm den Mechanismus der «Auslöschung» erläutert und ihn auf die Wahrscheinlichkeit hingewiesen habe, daß das Bein «zurückkehren» würde, sobald die Ursache des Drucks auf den Scheitellappen beseitigt war, habe er das alles nicht glauben können. Es sei, versuchte er mir verständlich zu machen, kein gewöhnlicher Verlust gewesen – etwa wie wenn man irgend etwas verloren habe. Was diesen Verlust so schrecklich gemacht habe, sei die Tatsache gewesen, daß das Bein nicht einfach «verlorengegangen» sei, sondern sogar seinen angestammten Platz verloren habe. Und da es eben keinen Platz mehr gegeben habe, zu dem es habe zurückkehren können, habe er sich auch einfach nicht vorstellen können, daß es tatsächlich zurückkehren würde. Unter diesen Umständen habe ihn nichts wirklich beruhigen können, und als man ihm gesagt habe, sein Bein werde «zurückkehren», habe er nur genickt und gelächelt.

Ja, das entsprach ganz genau meiner Situation. Das Bein war verschwunden und hatte seinen «Platz» mitgenommen. Infolgedessen schien es keine Möglichkeit zu geben, es zurückzubekommen – ganz gleich, welches Leiden diesen Zustand hervorgerufen hatte. Konnte vielleicht Erinnerung helfen, wo vorausschauendes Denken versagte? Nein! Das Bein war verschwunden und hatte seine «Vergangenheit» mitgenommen! Ich konnte mich nicht mehr daran erinnern, dieses Bein jemals gehabt zu haben. Ich wußte nicht mehr, wie ich je gelaufen und geklettert war. Ich fühlte mich auf unfaßbare Weise abgeschnitten von jener Person, die nur fünf Tage zuvor gelaufen, gerannt und geklettert war. Zwischen ihr und mir bestand nur eine «formale» Kontinuität. Zwischen damals und jetzt gähnte ein Abgrund, eine unüberbrückbare Kluft, und darin, in diesem Nichts, war mein früheres «Ich» verschwunden – jenes «Ich», das ohne nachzudenken stehen, rennen und gehen konnte, das sich ganz und gar und ohne nachzudenken seines Körpers gewiß war, das sich nicht vorstellen konnte, wie daran etwa Zweifel auftauchen könnten... In dieser Kluft, in diesem Nichts, jenseits von Raum und Zeit, waren die Wirklichkeit und die Möglichkeiten meines Beins untergetaucht und verschwunden. Früher war mir der Ausdruck «sich in Luft auflösen» oft absurd und dabei gleichzeitig auf mysteriöse Weise treffend vorgekommen. Und nun hatte sich, wie um meinen Unglauben zu strafen, mein Bein «in Luft aufgelöst»; wie der junge Patient mit dem blutenden Hirntumor konnte ich mir nicht vorstellen, daß es in eine «normale» oder körperliche Existenz zurückkehren würde, denn es war ja aus Raum und Zeit verschwunden – es war verschwunden, und mit ihm seine Raum-Zeit. Wenn es in der Kluft, im Nichts verschwunden war, sich «in Luft aufgelöst» hatte, würde es aus dieser Kluft, dem Nichts, der «Luft» zurückkehren: Jenes unheimliche, niederschmetternde Mysterium des Verschwindens konnte nur durch ein gleichwertiges Mysterium des Zurückkehrens oder Werdens rückgängig gemacht werden. Mein Bein war aus der Existenz verschwunden (was immer «Existenz» auch bedeuten mochte), und auf die gleiche Weise würde es auch wieder in die Existenz zurückkehren müssen. Diese Gedanken um Auflösung und Wiedererschaffung machten mich ganz schwindlig. Das Wasser wurde immer tiefer und tiefer; ich wagte nicht, zuviel über diese Angelegenheit nachzudenken, weil ich fürchtete, die Wellen könnten über mir zusammenschlagen.

Wie um diese metaphysischen Nebelschwaden aufzulösen, tauchte vor meinem geistigen Auge plötzlich die stämmige und polternde Gestalt Dr. Johnsons auf. Mein Unbewußtes hatte dieses Bild heraufbeschworen, damit es mich aus einem berkeleyanischen* Alptraum weckte. Ich sah ihn mit ungewöhnlicher Klarheit vor mir und empfand sofort tiefe Zuneigung zu ihm und seinem gut entwickelten gesunden Menschenverstand. Als ich ihn nach seiner Meinung über «die Berkeleyanische Doktrin» – das angebliche Nichtvorhandensein materieller Objekte – gefragt hatte, hatte seine Antwort darin bestanden, daß er mit den Worten: «Pah! *So* widerlege ich sie!» einem Stein einen kräftigen Tritt versetzt hatte. Diese Erwiderung war mir immer einfach perfekt erschienen – theoretisch, praktisch, dramatisch, komisch: Dies war das Offensichtliche, das einzige, was man tun konnte – aber dazu brauchte es eben ein Genie wie Samuel Johnson. Die Antwort auf solche Fragen wird durch *Taten* gegeben.

Ich sah deutlich vor mir, wie Johnson nach dem Stein trat – das Bild war so lebensvoll, so komisch, daß ich immer wieder lachen mußte. Aber wie konnte ich Johnsons «Test» bei mir selbst anwenden? Ich sehnte mich danach, einem Stein einen kräftigen Tritt zu versetzen und dadurch die Wirklichkeit des tretenden Beines und des Steines zu beweisen. Aber wie konnte ich mit meinem unvorstellbaren, «körperlosen» Bein treten? Ich konnte den Stein nicht berühren. Der Johnsonsche «Test» würde also nach hinten losgehen, und mein Versagen, die «Unanwendbarkeit» des Tests würde nur das Nichtvorhandensein meines Beines bestätigen und es tiefer im berkeleyanischen Strudel versinken lassen. Das Bild meines kräftigen, mannhaften Helden verblaßte. Selbst der gute Sam Johnson wäre in meiner Situation außerstande gewesen, jene Doktrin zu widerlegen.

Auf meiner Bühne nahm nun Wittgenstein Johnsons Platz ein – ich stellte mir vor, daß diese beiden scheinbar so verschie-

* Der irische Philosoph George Berkeley (1685–1753) lehrte, daß alle Dinge nur im Geist existieren, daß Sein und Bewußtsein gleich seien (subjektiver Idealismus). (Anm. d. Übers.)

denen Männer wahrscheinlich recht gut miteinander ausgekommen wären (ich erfinde ständig imaginäre Begegnungen und Dialoge). Ich hörte, von Wittgenstein gesprochen, die ersten Worte seines letzten Werks «Über Gewißheit»: «Wenn du weißt, daß hier ein Bein ist, so geben wir dir alles Übrige zu ... Wohl aber läßt sich fragen, ob man dies sinnvoll bezweifeln kann.» (Erst später merkte ich, daß meine Erinnerung oder meine Phantasie das Wort «Hand» durch «Bein» ersetzt hatte.) «Gewißheit» war für Wittgenstein in der Gewißheit des Körpers begründet. Die Gewißheit des Körpers jedoch gründet sich auf Taten. Die Antwort auf Wittgensteins Frage, ob man sich seiner Hand gewiß sein könne, bestand darin, diese Hand zu heben oder jemandem mit ihr ins Gesicht zu schlagen – so wie Samuel Johnsons Antwort darin bestanden hatte, nach einem Stein zu treten.

Johnson und Wittgenstein stimmten vollkommen überein: Man existierte und konnte das beweisen, weil man handelte, weil man einen Stein heben oder nach ihm treten konnte. Unvermittelt kam mir der Gedanke: Ein Mann mit einem Phantom – einem Phantombein – kann nicht nach einem Stein treten.

Ich fühlte mich plötzlich einsam und verlassen, und vielleicht zum ersten Mal, seit ich in das Krankenhaus eingeliefert worden war, empfand ich die tiefe Einsamkeit des Patienten, eine Art von Einsamkeit, wie ich sie auf dem Berg nicht gespürt hatte. Nun sehnte ich mich verzweifelt nach Kommunikation und einer beruhigenden Stimme, ganz wie jener junge Patient, der, wenn auch nur unter Mühen und mit einem Gefühl der Peinlichkeit, einem anderen Menschen mitgeteilt hatte, was ihm widerfahren war. Ich aber mußte vor allem mit meinem Arzt und Chirurgen reden: Ich mußte *ihm* erzählen, was mir widerfahren war, damit er sagen konnte: «Ja, natürlich, ich verstehe.»

Ich schlief ein und wurde erst wieder durch die Ankunft meiner liebsten Lieblingstante geweckt. Ich hatte halb gehofft, daß sie kommen würde, aber nicht so recht daran geglaubt, denn schließlich war es ihr Geburtstag. Unverzagt war sie mit ihren zweiundachtzig Jahren nach einem ausgedehnten Frühstück mit Freunden – und weitere, sagte sie, würden zum Abendessen kommen – quer durch London gefahren, um ihren Geburtstagstee mit mir zu trinken, da ich ja nicht aufstehen konnte, um sie, wie sonst an diesem Tag, zu besuchen. Beim Frühstück war mir plötzlich eingefallen, daß heute ihr Geburtstag war, und ich hatte Schwester Sulu, als sie mir das Frühstück brachte, gebeten, ein Buch als Geburtstagsgeschenk zu besorgen. Nach einigem Zögern hatte ich mich für «Die unverheiratete Tante in Dichtung und Wirklichkeit» entschieden. Ich überreichte es ihr mit einigen Befürchtungen und sagte, ich hätte es noch nicht gelesen, und es sei vielleicht schlecht (obwohl es hieß, das Buch sei hervorragend), und vielleicht gefalle ihr die Kategorie «unverheiratete Tante» nicht.

«Aber nein, das gefällt mir sehr!» rief sie aus und nahm das Buch. «Ich genieße es, eine unverheiratete Tante zu sein. Ich wüßte nicht, was ich lieber wäre. Und ganz besonders genieße ich es, eine unverheiratete Tante mit achtundsiebzig Nichten und Neffen, zweihundertdreißig Großnichten und -neffen und all den Kindern – meinen Kindern – zu sein, die ich sechzig Jahre lang unterrichtet habe! Solange dieses Buch uns nicht als altjüngferlich und einsam darstellt!»

«Wenn es das tut», sagte ich, «werde ich es an den Autor zurückschicken!»

Sie kramte in ihrer Tasche und zog ein Päckchen hervor. «Und hier habe ich ein Buch zu deinem Geburtstag. An deinem Geburtstag warst du ja nicht hier, sondern irgendwo oben in der Arktis. Ich weiß, daß du Joseph Conrad magst. Hast du das hier schon gelesen?»

Ich packte das Päckchen aus und sah, daß es sich um «Der Wanderer» handelte. «Nein, habe ich nicht», sagte ich, «aber der Titel gefällt mir.»

«Ja», sagte sie. «Er paßt zu dir. Du bist immer ein Wanderer gewesen. Es gibt Wanderer, und es gibt Siedler, aber du bist eindeutig ein Wanderer. Du scheinst immer ein seltsames Abenteuer nach dem anderen zu erleben. Ich frage mich, ob du dein Ziel je erreichen wirst.»

Während wir gemütlich und in aller Ruhe Tee tranken – meine gute Tante hatte die sonst so schroffe Schwester irgendwie überredet, uns Kresse-Sandwiches und eine riesige Kanne Tee zu bringen – und sie mich mit liebevollen und offenen Blicken anschaute, erzählte ich ihr von einigen meiner Entdekkungen, die ich an diesem Tag gemacht hatte.

Aufmerksam und ohne mich zu unterbrechen, hörte sie mir zu. «Mein lieber Bol», sagte sie, als ich geendet hatte, «du bist schon in sehr tiefen Wassern gesegelt, aber das hier sind die tiefsten.» Ein Schatten schien über ihr Gesicht zu fallen. «Sehr tiefe Wasser», murmelte sie halb zu sich selbst. «Sehr tief und seltsam und dunkel. Ich frage mich...» Aber ich erfuhr nie, was sie sich in diesem Augenblick gefragt hatte, denn sie tauchte wieder aus ihren Gedanken auf, unterbrach sich, sah mich gerade an und sagte: «Ich verstehe das kein bißchen, aber ich glaube, daß man es verstehen *kann* und daß du es nach einigem Hin- und Herwandern schließlich verstehen wirst. Du wirst sehr scharfsinnig und stark und mutig sein müssen. Und du wirst auch demütig sein und deinen Kopf beugen und anerkennen müssen, daß es viele Dinge gibt, die unser Verständnis übersteigen. Du darfst nicht überheblich sein, aber du darfst dich auch nicht entmutigen lassen. Und du darfst von deinem Arzt nicht zuviel erwarten. Ich bin sicher, daß er ein guter Mann ist, ein erstklassiger Chirurg, aber das hier geht über sein Fachgebiet weit hinaus. Du darfst nicht wütend werden, wenn er nicht alles versteht. Du darfst nicht das Unmögliche von ihm erwarten. Du mußt damit rechnen, daß er an seine Grenzen stößt, und diese Grenzen mußt du respektieren. Er wird alle möglichen Grenzen haben – das geht uns allen so. Professionelle Grenzen, geistige Grenzen und vor allem emotionale Grenzen...» In Erinnerungen oder Gedanken versunken hielt sie inne. «Chirurgen sind in einer seltsamen Lage», fuhr sie schließlich fort. «Sie haben es mit besonderen Konflikten zu tun. Deine Mutter...» Sie zögerte und betrachtete prüfend mein Gesicht. «Deine Mutter war mit Leib und Seele Chirurgin und außerdem ein sehr sanfter, einfühlsamer Mensch, und manchmal war es schwer für sie, ihre menschlichen Gefühle und ihren Beruf miteinander in Einklang zu bringen. Ihre Patienten bedeuteten ihr sehr viel, aber als Chirurgin war sie gezwungen, in ihnen nichts weiter als ein chirurgisches oder anatomisches Problem zu sehen. Als sie noch jung war, wirkte sie manchmal fast grausam, aber das kam daher, daß ihre Gefühle so intensiv waren: Sie wäre von ihnen überwältigt worden, wenn sie nicht rigoros einen Abstand eingehalten hätte. Erst später fand sie ein Gleichgewicht – dieses unerläßliche Gleichgewicht von Technischem und Persönlichem. Sei nicht zu hart, Bol!» ermahnte sie mich. «Du darfst auf Mr. Swan nicht *reagieren*. Nenn ihn nicht ‹den Chirurgen›. Das hört sich nicht so an, als ob ein Mensch gemeint wäre! Vergiß nicht, daß er ein Mensch ist – genau wie du. Und wahrscheinlich nur zu menschlich und noch schüchterner als du. Der ganze Ärger fängt immer an, wenn die Leute vergessen, daß sie Menschen sind.»

Gute, weise, schlichte Worte! Wenn ich sie nur beherzigt hätte! Wenn ich nur jene seltene Güte und Großherzigkeit besessen hätte, die meine gute Tante auszeichneten, jene innere Heiterkeit und Sicherheit, die es ihr ermöglichten, allem mit einem liebenswürdigen und ausgeglichenen Humor zu begegnen, ohne je etwas zu übertreiben, zu verzerren oder mit Geringschätzung abzutun.

Bei einer zweiten Kanne Tee – meine Tante trank ebenso viel Tee wie Dr. Johnson! – wurde unsere Unterhaltung lockerer, leichter und entspannter, und der düstere Schatten, diese schreckliche Ernsthaftigkeit, die ich zuvor gespürt hatte, kam gegen diese heitere Atmosphäre nicht an und schien sich in unserer Fröhlichkeit aufzulösen und zu verschwinden.

Als sie sich bereit machte, wieder zu gehen, erzählte meine Tante mir ganz unvermittelt und in rascher Folge drei erstaunlich obszöne Witze, die sie jedoch mit züchtiger Sorgfalt und schicklich gewählten Worten zum besten gab.

Ich brach in derartiges Gelächter aus, daß ich Angst hatte, meine Operationsnarbe könnte aufbrechen, und während ich lachte, stand meine Tante auf und ging.

Ja, ja! Alles würde verstanden, berichtigt, in Ordnung gebracht werden. Alles war gut, und alles würde gut werden! Es hatte eine kleinere Komplikation gegeben, die auf die Operation oder die Verletzung oder beides zurückgeführt werden konnte. Die Zusammenhänge waren mir zwar nicht ganz klar, aber das würde mir Swan am nächten Morgen auseinandersetzen. Ich hatte gehört, er sei ein guter Mann; er besaß jahrelange Erfahrung auf dem Gebiet der Orthopädie; er mußte so etwas schon hundertemal gesehen haben; ich konnte mit einer einfachen, beruhigenden Diagnose und Prognose rechnen. Er würde sagen... Nun, ich wußte nicht genau, was er sagen würde, aber auf jeden Fall würde er das Richtige sagen, und alles würde wieder gut werden. Ja! Ich konnte mein Schicksal bedenkenlos in seine Hände legen – daran hätte ich schon eher denken sollen, anstatt mich mit einsamer, zermürbender Anspannung und Gedankenarbeit zu verausgaben. Ich hatte mir selbst helfen wollen, und dabei hatte ich mich ganz unnötigerweise übermäßig beunruhigt.

Was für ein Mann würde Swan wohl sein? Ich wußte, daß er ein guter Chirurg war, aber es war nicht der Chirurg, sondern die Person, mit der ich in Beziehung stehen würde, oder vielmehr der Mensch, in dem, wie ich hoffte, der Chirurg und die Person zu einem einzigen Wesen verschmolzen waren. Meine Begegnung mit dem jungen Chirurgen in Odda war auf ihre Art perfekt gewesen. Damals, in jenem Moment, war er genau der richtige Mann gewesen, aber nun war meine Situation komplexer und undurchsichtiger, und auf Mr. Swans Schultern würde eine schwerere Bürde lasten. Er konnte nicht ins Zimmer springen, tanzen, lächeln und wieder verschwinden; er hatte eine schwere Verantwortung zu tragen, denn er würde sich vielleicht wochen- und monatelang um mich kümmern müssen. Ich durfte nicht zuviel von ihm erwarten oder ihm mit der Heftigkeit meiner Sorgen zuviel aufladen. Wenn er ein einfühlsamer Mann war, würde er diese Sorgen sogleich erkennen und mit der ruhigen Stimme profunden Fachwissens zerstreuen. Was mir, eben weil ich zu sehr in meiner Rolle als Patient gefangen war und nicht aus ihr heraustreten konnte, als geradezu übermächtig erschien, was sich als unüberwindliche Schwierigkeit vor mir auftürmte, konnte *er* mit einem einzigen Schnitt seines Skalpells der inneren Distanz, des Verständnisses und der Autorität aus dem Weg räumen. Er brauchte gar nichts zu erklären, er brauchte nur etwas zu tun. Ich erwartete keine versicherungsstatistische Erklärung wie: «Dieses Syndrom tritt in sechzig Prozent aller Fälle auf. Es ist verschiedentlich auf X, Y und Z zurückgeführt worden. Die Genesungsrate wird verschiedentlich auf soundso viel geschätzt, wobei dieses und jenes und andere Imponderabilien eine Rolle spielen.» Ich erwartete lediglich die Stimme, die Schlichtheit, die innere Gewißheit, mit der die Autorität spricht: «Ja, ich verstehe. Das kommt vor. Machen Sie sich keine Sorgen! Tun Sie folgendes ...! Glauben Sir mir! Sie werden bald wieder gesund sein.» Oder jedenfalls so etwas in der Art – Aussagen, die geradlinig und klar waren und in denen Ausflüchte und Unehrlichkeiten nicht einmal andeutungsweise vorkamen.

Wenn er mich aber so nicht beruhigen konnte, ohne unaufrichtig zu sein, dann erwartete ich ein klares Eingeständnis dieser Tatsache. Ich würde seine Integrität und Autorität ebenso respektieren, wenn er sagen sollte: «Das ist wirklich eine verflixte Sache – ich weiß nicht, was Ihnen fehlt. Aber wir werden unser Bestes tun, um es herauszufinden.» Und sollte er Angst, nackte Angst, zeigen, so würde ich auch das respektieren. Ich würde alles respektieren, was er sagte, solange es aufrichtig war und Achtung vor mir, vor meiner Würde als Mensch, zeigte. Wenn er aufrichtig war und Courage hatte, würde ich fast alles ertragen können.

Durch die Gedanken an Swans Visite, an sein Verständnis, seine beruhigenden Worte, fand ich schließlich eine tiefe Ruhe. Hinter mir lag der bizarrste und beunruhigendste Tag meines Lebens – er war auf seine Weise bizarrer und beunruhigender gewesen als der Tag auf dem Berg. Dort nämlich waren meine Ängste, obwohl sie mich aufs äußerste bedrängten, natürlich und wirklich gewesen – ich konnte und mußte mich mit Gedanken an meinen Tod auseinandersetzen. Jetzt aber hatte ich es mit etwas zu tun, das *un*natürlich und *un*wirklich war. Diese ganze Sache war schrecklich verwirrend... Aber Swan würde das verstehen, er war diesem Phänomen gewiß schon öfter begegnet: Ich konnte mich darauf verlassen, daß er das Richtige sagen würde. Wie oft schon hatte ich selbst als Arzt meinen Patienten ihre Befürchtungen auf geheimnisvolle Weise genommen – nicht durch mein Wissen, mein Können oder meinen Sachverstand, sondern einfach indem ich ihnen zuhörte. Mich selbst konnte ich nicht beruhigen, ich konnte nicht mein eigener Arzt sein, ein anderer aber wohl. Morgen würde Swan...

So endete der Tag mit tiefem, vertrauensvollem Schlaf. Ich schlief ruhig und traumlos – wenigstens in der ersten Nachthälfte. Aber dann überfiel mich eine Reihe überaus grotesker und unheimlicher Träume, wie ich sie noch nie zuvor gehabt hatte, weder bei Angstzuständen noch im Fieber oder im Delirium – niemals... Das währte Stunden, und immer hilfloser war ich ihnen ausgeliefert. Entsetzt schreckte ich kurz hoch, nur um in dem Augenblick, in dem ich wieder einschlief, aufs neue von ihnen bedrängt zu werden. In gewissem Sinn erschienen sie mir kaum wie Träume: Sie besaßen eine Monotonie, eine Beständigkeit, die ganz und gar nichts Traumhaftes an sich hatte – es war mehr wie die ständige Wiederholung einer unwandelbaren physiologischen Gegebenheit. Ich träumte nämlich nur von meinem Bein, meinem Nicht-Bein. Immer wieder träumte ich, daß der Gipsverband massiv war, daß ich ein Bein aus Kalk oder Gips oder Marmor hatte, ein anorganisches Bein. Ich saß auf einem Stuhl, vielleicht bei einem Essen, oder auf einer Parkbank und genoß die Sonne – diese Teile des Traums waren einfach oder prosaisch; aber bei allem, was ich tat – nie stand oder ging ich –, war anstelle meines Beines jener weiße, steinartige Zylinder, so starr und unbeweglich wie das Bein einer Statue. Manchmal bestand es nicht aus Gips oder Marmor, sondern aus einem bröckeligen und losen Material wie Sand oder Zement, und mit diesen Träumen kam eine weitere Angst: daß es nichts, keine innere Struktur oder Kohäsion gab, die diese körnige Masse zusammenhielt, sondern lediglich eine Oberfläche, nur ein Bild ohne Substanz. Mehrere Male träumte ich, das Gipsbein sei vollkommen hohl – obwohl dies nicht ganz das richtige Wort ist: Es war nicht so sehr hohl als vielmehr absolut leer, eine Hülle aus Gips, eine bloße Schale, die ein Nichts, eine Leere umschloß. Manchmal war es ein Bein aus Nebel, der dennoch seine unbewegliche, starre Form behielt, und manchmal – das war am schlimmsten – bestand es aus Dunkelheit oder Schatten... oder es war ein Bein, das, auch wenn das unmöglich war, aus nichts bestand. An meinen Träumen in jener Nacht veränderte sich nichts. Oder vielmehr: Es gab Veränderungen, aber sie waren lediglich zufällig und oberflächlicher Natur und betrafen Nebensächlichkeiten in Szenerie und Atmosphäre. Im Mittelpunkt eines jeden von ihnen stand dieses unbewegliche, körperlose, leere Etwas. Keiner der Träume schien eine «Geschichte» zu erzählen. Sie waren starr und statisch wie Gemälde oder Schaubilder, die sozusagen einzig und allein zur Hervorhebung ihres abstoßend langweiligen Mittelpunktes dienten, dieses Phantoms, dieses Nichts, über das sich nichts sagen ließ.

Zwischendurch erwachte ich kurz – ich muß in dieser Nacht dutzendemal geträumt haben –, trank einen Schluck Wasser und knipste das Licht an, und dort, vor mir, unverändert durch mein Erwachen, lag die kalkweiße, leere Wirklichkeit, oder vielmehr Unwirklichkeit, aus meinen Träumen. In einem dieser Wachzustände – durch das Fenster drangen die ersten Vorzeichen des Morgengrauens – begriff ich plötzlich, daß es neurologische Träume waren, die wohl zwanghafte freudianische Anteile enthielten, jedoch um einen unveränderlichen organischen Inhalt kreisten. Und nun wurde mir auch plötzlich bewußt, daß ich selbst zwar noch nie solche Träume gehabt hatte, daß mir aber ebensolche Träume manchmal von Patienten geschildert worden waren: von Patienten mit Schlaganfällen, mit beidseitigen Lähmungen, mit schweren Neuropathien – Phantomträume von Amputierten –, von Patienten mit verschiedenen Verletzungen und pathologischen Befunden, die aber allesamt mit schweren Störungen des Körper-Bildes einhergingen. Die Träume, die diese Patienten – wie auch ich – jede Nacht hatten, rührten von dieser Störung des Körper-Schemas und den Pseudobildern, den Phantomen her, die diese Störungen heraufbeschworen. Es schien mir nun, daß meine eigenen Träume ebendies bestätigten: daß ein Teil meines Körper-Bildes, meines Körper-Ichs, eines kalten Todes gestorben war. Diese Schlußfolgerung erfüllte mich mit großer Unruhe und großer Erleichterung, und gleich darauf fiel ich wieder in tiefen, traumlosen Schlaf, in dem mich aber gegen Morgen ein überaus seltsamer Alptraum überfiel, wenn dieser auch zunächst nicht mehr zu sein schien als ein «gewöhnlicher» Alptraum. Es herrschte Krieg – warum und gegen wen er geführt wurde, war nie ganz klar. Was jedoch klar war oder wovon zumindest jedermann sprach, war die Angst, daß der Feind die schrecklichste aller Waffen, eine sogenannte Derealisierungs-Bombe besaß. Sie könne, so flüsterte man sich zu, *ein Loch in die Realität sprengen*. Gewöhnliche Waffen zerstörten nur Materie in einem bestimmten Umkreis, *diese* jedoch zerstörte Gedanken und den Raum, den sie einnahmen. Keiner von uns wußte, was wir davon halten oder womit wir rechnen sollten, da die Wirkung so unvorstellbar war.

Wie viele andere in meinem Traum verspürte ich das Bedürfnis, im Freien zu sein, und so stand ich mit meiner Familie zu Hause in unserem Garten. Die Sonne schien, und alles machte einen ganz normalen Eindruck – abgesehen von der unheimlichen Stille, die ringsum herrschte. Plötzlich hatte ich das Gefühl, daß etwas geschehen war, daß etwas im Gange war, hatte aber keine Ahnung, was das sein könnte. Ich merkte, daß unser Birnbaum fehlte. Er stand etwas links von dem Punkt, auf den ich meine Augen gerichtet hatte, und von einem Augenblick auf den anderen gab es keinen Birnbaum mehr. Der Birnbaum war verschwunden!

Ich wandte nicht den Kopf, um dieses Verschwinden näher zu untersuchen. Ja, aus irgendeinem Grund kam mir nicht einmal der Gedanke, dorthin zu sehen. Der Birnbaum war verschwunden, aber dasselbe galt für die Stelle, wo er gestanden hatte. Es war nicht einfach so, daß an dieser Stelle kein Baum mehr stand – vielmehr war die Stelle einfach nicht mehr da. Nicht mehr? Konnte ich denn sicher sein, daß es sie je gegeben hatte? Vielleicht war gar nichts verschwunden. Vielleicht hatte dort nie ein Birnbaum gestanden. Vielleicht spielte mir mein Gedächtnis oder meine Phantasie einen Streich. Ich fragte meine Mutter, aber sie war, aus demselben Grund, ebenso verwirrt wie ich: Sie konnte den Baum nicht mehr sehen, zweifelte aber auch daran, daß er je dagewesen war. War das die Wirkung der Derealisierungs-Bombe, oder erzeugten unsere Ängste absurde Phantasien?

Und jetzt fehlte ein Stück der Gartenmauer, einschließlich des

Tors, das auf die Exeter Road führte. Aber fehlte es tatsächlich? Vielleicht hatte es dort nie eine Gartenmauer gegeben. Vielleicht hatte es das Tor, das auf die Exeter Road führte, und auch die Exeter Road selbst nie gegeben. *Hatte es links vielleicht nie etwas gegeben?* Meine Mutter, die ein paar Schritte gegangen war, so daß sie jetzt genau vor mir stand, schien auf ganz außergewöhnliche Weise *halbiert* zu sein. Sie hörte in der Mitte auf – sie besaß keine linke Hälfte. Aber... aber... konnte ich denn sicher sein, daß sie eine linke Hälfte besaß? War nicht schon allein der Ausdruck «eine linke Hälfte» irgendwie bedeutungslos? Mit einemmal überkamen mich eine schreckliche Angst und Übelkeit. Ich hatte das Gefühl, mich übergeben zu müssen... Plötzlich ging die Tür auf, und Schwester Sulu trat ein. Sie machte ein sehr besorgtes Gesicht.

«Entschuldigen Sie, daß ich so hereinplatze», sagte sie, «aber ich habe durch das Türfenster gesehen, und Sie waren kalkweiß, als hätten Sie einen Schock. Und nach Atem haben Sie gerungen. Ich dachte, Sie würden sich gleich übergeben. Ist alles in Ordnung?»

Ich nickte benommen und starrte sie an.

«Warum sehen Sie mich so an?»

«Oh... ja... nichts», sagte ich. «Ich habe gerade schlecht geträumt.» Ich wollte Schwester Sulu, die ich ja schon genug erschreckt hatte, nicht erzählen, daß auch sie halbiert war und eine Hälfte fehlte. Und in diesen ersten Sekunden meines Erwachens – oder schlief ich noch halb? – hatte ich das seltsame Gefühl, daß sie so, wie sie war, vielleicht ganz war. Ich erinnere mich, daß sie gestern gesagt hatte, sie sei «nur halb ausgebildet», und einen Augenblick lang verband ich das mit ihrer Erscheinung. Und dann wurde mir plötzlich zu meiner überaus großen und wunderbaren Erleichterung klar, daß ich einen meiner Migräneanfälle hatte. *Mein linkes Gesichtsfeld war vollkommen verschwunden, und damit, wie gelegentlich auch schon früher, ebenso das Bewußtsein, daß es links irgend etwas gab (oder gegeben hatte, oder geben konnte).* Mein Migräne-Skotom hatte während des Schlafs eingesetzt, die physiologische Realität der «Derealisierungs-Bombe» erzeugt und somit das seltsame Verschwinden des Birnbaums, der Gartenmauer und der linken Hälfte meiner Mutter bewirkt. Und beim Erwachen war mein Traum für mich Wirklichkeit geworden, oder vielmehr: Was im Traum wirklich und nicht bloß inszeniert, konstruiert und symbolisch gewesen war, behielt jetzt, da ich wach war, seine Wirklichkeit.

«Sie sehen aber wirklich sehr blaß und elend aus», beharrte Schwester Sulu. Obwohl sie nur ein halbes Gesicht hatte, sprach sie ganz normal.

«Ja, sicher. Ich bin mit einer Migräne aufgewacht, und jetzt habe ich eine meiner Auren.» Ich kicherte. Die Halbseitenblindheit, die Hemianopie, kam mir jetzt, da ich wußte, worauf sie zurückzuführen war und daß sie bald wieder verschwunden sein würde, ziemlich komisch vor. «Aber es wird mir bald wieder ganz gutgehen. Könnten Sie mir wohl in ein paar Minuten, wenn sich mein Magen und meine Augen –» ich kicherte wieder – «beruhigt haben, eine schöne Tasse Tee und etwas Toast bringen?»

Beruhigt wandte Schwester Sulu sich zum Gehen und nahm dabei wieder ihre normale, ungeteilte Gestalt an.

Das Wissen, das rein intellektuelle Wissen, daß ich eine Sehfeldstörung und darüber hinaus auf derselben Seite einen halbseitigen Bewußtseinsausfall hatte, änderte nichts an der Wahrnehmungslücke oder vielmehr der Bewußtseinslücke, dem Gefühl, daß es nichts weiter gab als das, was ich sah, und daß es darum sinnlos war, die sogenannte «linke Seite» des Raums zu betrachten oder nach ihr zu suchen. Mit einer gewaltigen Willensanstrengung, wie ein Mann, der sich in einem Alptraum zwingt, sich Zentimeter für Zentimeter voranzukämpfen, wandte ich den Kopf nach links, und da, dem Himmel sei Dank!, kamen der Rest meines Bettes, das Fenster mit den halb zugezogenen Vorhängen, die blasse Lithographie (sie zeigte Lord Lister*, der augenscheinlich dabei war, einen Patienten zu erwürgen), die linke Wand des Zimmers und – ahh! wie schön, daß ich ihn noch hatte – mein linker Arm, der ausgestreckt auf dem Kissen lag, zum Vorschein. Absurderweise war ich er-

* Joseph, 1. Baron Lister (1827–1912) führte die Antisepsis in die Chirurgie ein. (Anm. d. Übers.)

leichtert, alles noch an seinem Platz zu finden, wandte den Kopf wieder, so daß ich geradeaus sah, und amüsierte mich über das abermalige allmähliche Verschwinden der linken Hälfte meines Sehfelds, der linken Hälfte des Raums, der linken Hälfte der Welt, des Konzepts der «Linksheit».

Ja! *Jetzt* – jetzt, da ich erkannt hatte, was los war, und sicher sein konnte, daß dieser Zustand nur vorübergehend sein würde – konnte ich diese ganze Sache amüsant und lehrreich finden, aber in meinem Traum und in den ersten Augenblicken des Erwachens, bevor ich wußte, was geschehen war, hatte ich das alles als überaus beängstigend empfunden. Und auch als Kind, so erinnerte ich mich, hatten mir diese Anfälle eine unvorstellbare Angst eingejagt. In jenen Jahren kindlicher Verwundbarkeit entwickelte ich ein ausgeprägtes Gespür für zweierlei: erstens die leiseste Veränderung oder Störung meiner Wahrnehmungen, und zweitens die Gefahren, die lauerten, wenn ich eine solche Veränderung gegenüber den falschen Leuten «zugab», denn dann war es möglich, daß sie als «eingebildet» oder «verrückt» hingestellt wurden.

Noch während meine Halbseitenblindheit andauerte, gingen mir diese Gedanken in rascher Folge durch den Kopf, gefolgt von einem durchdringenden Gefühl der Analogie und der Erkenntnis: «Ja, das ist genau das, was auch mit meinem Bein passiert ist! Wie konnte ich nur so dumm sein? Ich habe ein *Skotom* für das Bein! Das, was mit der Hälfte meines Sehfelds passiert ist, ist im Grunde ganz ähnlich wie das, was mit meinem Bein passiert ist. Ich habe das ‹Feld› für mein Bein verloren, genau so, wie ich einen Teil meines Sehfelds verloren habe.»

Als dieser Gedanke immer deutlicher in mein Bewußtsein drang, empfand ich eine enorme Erleichterung. Alle möglichen Fragen und Ungewißheiten – einschließlich der ziemlich entscheidenden Frage, ob es mir je wieder bessergehen würde – blieben zwar bestehen, aber immerhin hatte ich jetzt eine Stütze, eine Erkenntnis, an die ich mich halten konnte.

Und jetzt – ja ... in der blinden, skotomisierten Hälfte meines Gesichtsfeldes tat sich etwas. Während ich so überlegte, erschien ein überaus zartes Filigranmuster, zarter und durchscheinender als das feinste Spinnengewebe, und es bewegte sich mit einer Art von leisem, zitterndem, bebendem Wabern. Es wurde deutlicher, leuchtender, ein Gewebe von exquisiter geometrischer Schönheit, das, wie ich jetzt sah, ganz und gar aus Sechsecken bestand und wie hauchfeine Spitze das ganze linke Gesichtsfeld bedeckte. Die fehlende Hälfte des Raumes wurde jetzt sichtbar, blieb aber weiterhin von jenem Gewebe überzogen, so daß das zarte Gitterwerk ihm eine Struktur zu geben schien – ein Mosaik aus sechseckigen Teilen, die ohne den kleinsten Zwischenraum aneinandergefügt waren. Ich hatte kein Gefühl für den Raum, seine Festigkeit oder Ausdehnung, kein Gefühl für Objekte, es sei denn als geometrisch angeordnete Facetten, kein Gefühl für Räumlichkeit, kein Gefühl für Bewegung oder Zeit.

In diesem Augenblick, als ich dieses raumlose, bewegungslose Mosaikbild (das ich auch früher schon gelegentlich gesehen hatte) mit einer Art distanzierten, unpersönlichen, mathematischen Interesses genoß, trat Schwester Sulu mit Toast und einer Tasse Tee ein. «Sie sehen *viel* besser aus», sagte sie. «Eben waren Sie noch halbtot, und im nächsten Augenblick sind Sie schon wieder munter und fidel. Sie sind der wechselhafteste Patient, den ich je hatte.»

Ich dankte ihr für den Tee, den sie zu meiner Rechten auf den Nachttisch gestellt hatte, und fragte sie ganz spontan, ob sie eine Minute Zeit habe.

«Was haben Sie denn diesmal vor?» fragte sie lächelnd. Anscheinend dachte sie an meine bizarren Versuche vom Vortag.

«Gar nichts Besonderes», antwortete ich. «Sie sollen auch gar nichts *tun*. Wenn Sie nur so nett sein würden, sich da drüben hinzustellen, neben dem Fenster vielleicht, oder bei diesem grauslichen Bild von Lord Lister.»

Sie ging zum anderen Ende des Zimmers und wurde dabei ganz plötzlich ebenfalls in ein Mosaikbild verwandelt. Dabei gab es, genau in der Mitte, einen verblüffenden Moment, als ihre eine Hälfte ein Mosaik und die andere *wirklich* war. Bewegungslos stand sie am Fenster, von hinten beleuchtet durch das Morgenlicht, das in den Raum fiel – und in diesem Augenblick erinnerte mich ihre halb silhouettierte, halb beleuchtete, aus geometrischen Flächen bestehende Gestalt vor dem Fenster an eine Madonna auf einem mittelalterlichen Glasbild. Plötzlich bekam ich Angst. Sie war anorganisch, ein Teil des Mosaiks geworden! Wie sollte ich in dieser kristallinen Welt Bewegung, Leben wahrnehmen?

Ich bat sie, sich das Bild anzusehen, zu reden, zu gestikulieren, Gesichter zu schneiden – irgend etwas, solange sie sich nur bewegte. Und nun bemerkte ich mit einer Mischung aus Entzücken und Sorge, daß die Zeit ebenso gebrochen war wie der Raum, denn ich sah ihre Bewegungen nicht als Kontinuum, sondern als eine Folge von «Momentaufnahmen», als eine Folge verschiedener Konstellationen und Haltungen, die ohne eine verbindende Bewegung aneinandergereiht waren, so daß der Eindruck eines Films aus den Kintopp-Tagen entstand, der flackert, weil er zu langsam läuft. Sie schien in diesem seltsam mosaikartigen, filmartigen Zustand, der in hohem Maße zersplittert, unzusammenhängend, atomisiert war, erstarrt zu sein. Ich konnte mir nicht vorstellen, wie aus diesem gebrochenen Mosaik je eine Welt werden sollte, die Kontinuität und Zusammenhang besaß. Ich konnte es mir nicht vorstellen – aber mit einemmal geschah es! Von einem Augenblick auf den anderen war das Mosaik, das Flackern verschwunden – und da stand Schwester Sulu, nicht mehr in räumliche und zeitliche Einzelbestandteile zerlegt, sondern wirklich und dreidimensional, warm und leibhaftig, lebendig schön und wieder eins mit dem Fluß des Lebens und des Handelns. In der kristallinen Welt hatte es Schönheit gegeben, mathematische Schönheit, aber keine Schönheit des Handelns, keine Anmut.

«Das war's», sagte ich voller Freude. «Ich glaube, Sie haben mir geholfen, die Aura zu vertreiben! Und meine Übelkeit ist wie weggeblasen. Jetzt würde ich gerne einen von diesen Räucherfischen essen, die ich vorhin gerochen habe.»

Ich aß ein großes, beinah üppiges Frühstück, sehr zur Verwunderung von Schwester Sulu, die mich vor nicht einmal einer Stunde noch kalkweiß und würgend hatte daliegen sehen. Aber nach solchen Anfällen «erwacht der Patient als neuer

Mensch» (wie der große Dr. Liveing* schrieb), und tatsächlich fühlte ich mich nach meiner Nacht der Schrecken und der Migräne wie ein neuer Mensch – zum Leben erweckt und wie neugeboren. Aber was diese Wiedergeburt noch erfreulicher machte, war das Gefühl, daß ich durch einen Analogieschluß zu einem gewissen Verständnis meines «Beines» gelangt war. Dieses Verständnis hatte keine Auswirkungen auf die physiologische Realität, aber es nahm ihr das Unbegreifliche, das Unsagbare – ich konnte mit Swan darüber reden. Er würde, da war ich mir sicher, äußerst fasziniert sein und mich seinerseits in den beiden Punkten, auf die es jetzt ankam, beruhigen können: Wodurch war es zu meinem Skotom gekommen, und wie lange würde es anhalten? Es gab noch andere Fragen, die ich ihm stellen wollte, sofern genug Zeit dafür war: Wie oft war er in seiner Praxis solchen Skotomen begegnet, und waren sie in der medizinischen Literatur ausführlich beschrieben worden? Ja, ich würde nicht nur die Beruhigung erfahren, die ich so dringend brauchte, sondern auch Gelegenheit zu einem überaus interessanten Gespräch mit meinem Kollegen haben, das uns beiden Erkenntnisse über das faszinierende Grenzgebiet zwischen Orthopädie und Neurologie bringen würde.

Diese Aussicht machte mich so aufgeregt, daß ich bei meinem reichhaltigen Frühstück gar nicht recht bei der Sache war und nur mein Unterbewußtsein die köstlichen knusprigen Räucherheringe zu würdigen wußte.

Als es schließlich an der Zeit war, kam die Stationsschwester herein.

«Nun sehen Sie sich diese Unordnung an, Dr. Sacks!» tadelte sie mich gutmütig. «Überall Bücher und Briefe und Papier – und ich glaube, da sind sogar *Tintenflecke* auf dem Laken!»

«Das war mein Füller», erklärte ich entschuldigend. «Manchmal kleckst er.»

* E. Liveing, britischer Migräneforscher, Autor des Buches «On Megrim, Sick-Headache, and Some Allied Disorders: A Contribution to the Pathology of Nerve-Storms». London: Churchill 1873. (Anm. d. Übers.)

«Nach dem Frühstück muß alles aufgeräumt und tadellos in Ordnung gebracht werden. Heute ist Chefvisite» (aus dem Mund der Oberschwester klang das Wort so, als sei es mit Großbuchstaben geschrieben), «und Mr. Swan wird um Punkt neun dasein!»

Lächelnd und kopfschüttelnd trabte sie wieder hinaus.

«Sie ist im Grunde ein guter Mensch», dachte ich in meiner Räucherhering-Euphorie. «Ein bißchen streng, ein bißchen feldwebelhaft, aber so muß eine Stationsschwester eben sein. Hinter dieser rauhen Stimme, diesem furchteinflößenden Äußeren verbirgt sich ein gutherziger Mensch...»

Bevor ich meine dritte Tasse getrunken hatte, wurde meine Teekanne weggenommen, und Schwester Sulu brachte mir eine Schüssel und flüsterte: «Schnell! Rasieren Sie sich!»

Ich rasierte mir den unordentlichen Bartwuchs von sechs Tagen ab – war meine Bergwanderung wirklich erst sechs Tage her? – und stutzte meinen Bart. Ich putzte mir die Zähne und gurgelte.

Schwester Sulu half mir auf den Stuhl, bezog das Bett frisch und brachte das Zimmer in Ordnung. Dann half sie mir wieder ins Bett und sagte: «Die Stationsschwester hat es am liebsten, wenn die Patienten, mit ein paar Kissen im Rücken, genau in der Mitte sitzen. Versuchen Sie, in der Mitte zu bleiben. Lehnen Sie sich nicht nach einer Seite!»

Ich versprach, mich an ihre Anweisungen zu halten, und bat sie, die Tür offen zu lassen, denn ich hatte gehört, wie die ganze Station aufgeräumt und tipptopp in Ordnung gebracht wurde, und diese Geräusche waren so außerordentlich, daß ich sie deutlicher hören wollte. Die Stationsschwester bellte ihre Anweisungen gutmütig, aber mit einer Lautstärke wie auf einem Kasernenhof. Die Schwestern und Hilfskräfte eilten hin und her, alle Unordnung, alle herumliegenden Abfälle wurden in Windeseile beseitigt. Es herrschte die halb ernsthafte, halb komische Atmosphäre einer militärischen Inspektion: geputzte Stiefel, geweißte Wickelgamaschen, Brust raus, Bauch rein, alles blitzblank und wie aus dem Ei gepellt.

Die Geschäftigkeit, das Rufen und Gelächter waren gewaltig. Es tat mir leid, daß ich das alles nur hören und nicht sehen konnte. Unter der Kommandostimme und den strengen Blicken der Stationsschwester verwandelte sich das Tohuwabohu in Ordnung. Mir kam die Station jetzt weniger wie ein Kasernenhof vor, sondern mehr wie ein Schiff, das für irgend etwas bereitgemacht und hergerichtet wurde.

Plötzlich hörten das Klappern und das geschäftige Treiben auf, und Stille trat an ihre Stelle. Ich hörte nur ein Flüstern, ein Murmeln, von dem ich nichts verstehen konnte.

Und nun trat Swan ein, gefolgt von der Oberschwester, die ein Tablett mit seinen medizinischen und zeremoniellen Instrumenten trug, sowie dem Oberarzt und seinen Assistenzärzten in langen weißen Kitteln. Den Schluß des Zuges bildeten die Studenten, die kurze Kittel trugen und ungewöhnlich schüchtern wirkten. Gemessen und feierlich wie in einer Prozession betraten der Chefarzt und sein Gefolge mein Zimmer. Swan würdigte mich keines Blickes und begrüßte mich auch nicht, sondern nahm die Fiebertabelle, die am Fuß meines Bettes hing, und studierte sie.

«Nun, Oberschwester», sagte er, «und wie geht es dem Patienten jetzt?»

«Kein Fieber mehr, Sir», antwortete sie. «Am Mittwoch haben wir den Katheter entfernt. Er kann normal essen. Keine Schwellung des Fußes.»

«Das klingt ja gut», sagte Mr. Swan und wandte sich dann mir oder vielmehr dem Gips, der vor mir lag, zu. Er klopfte energisch mit den Knöcheln darauf.

«Nun, Herr Sacks», sagte er, «wie geht es Ihrem Bein heute?»

«Chirurgisch betrachtet scheint es ihm ganz gut zu gehen, Sir», antwortete ich.

«Wie meinen Sie das: ‹chirurgisch betrachtet›?» fragte er.

«Na ja...» Ich sah die Oberschwester an, aber ihr Gesicht blieb unbewegt. «Ich habe nicht viel Schmerzen und – äh – der Fuß ist nicht geschwollen.»

«Ausgezeichnet», sagte er, offensichtlich erleichtert. «Also keine Probleme, nehme ich an.»

«Eigentlich nur eins.» Swan sah mich streng an, und ich begann zu stottern. «Ich... ich... kann nämlich den Quadrizeps nicht anspannen... und, äh... der Muskel scheint keinen Tonus mehr zu haben. Und... und... ich habe Schwierigkeiten, die Lage des Beins zu bestimmen.»

Es kam mir so vor, als mache Swan einen Augenblick lang ein besorgtes Gesicht, aber dieser Eindruck war so vorübergehend, so flüchtig, daß ich mir nicht sicher war.

«Unsinn», sagte er schroff und entschlossen. «Es ist gar nichts. Überhaupt nichts. Es besteht kein Grund zur Sorge. Überhaupt kein Grund!»

«Aber...»

Wie ein Polizist, der den Verkehr anhält, hob er die Hand. «Sie irren sich vollkommen», sagte er mit Entschiedenheit. «Ihrem Bein fehlt überhaupt nichts. Das verstehen Sie doch, oder?»

Brüsk und, wie mir schien, gereizt wandte er sich zum Gehen. Die Assistenzärzte wichen ehrerbietig zur Seite.

Ich versuchte, in den Gesichtern der anderen Ärzte zu lesen, aber sie waren verschlossen und verrieten mir nichts. Im Nu hatte die ganze Prozession mein Zimmer wieder verlassen.

Ich war wie vor den Kopf geschlagen. All die qualvollen, quälenden Ungewißheiten und Ängste, all die seelischen Foltern, die ich, seit ich mir über meinen Zustand im klaren war, zu ertragen gehabt hatte, all die Hoffnungen und Erwartungen, die ich an diese Visite geknüpft hatte – und jetzt das! Ich dachte: Was für ein Arzt, was für ein Mensch ist das? Er hat mich nicht einmal angehört. Er hat keine Anteilnahme gezeigt. Er hört seinen Patienten nicht zu – sie sind ihm völlig gleichgültig. Ein solcher Mensch hört seinen Patienten nicht zu und lernt nichts von ihnen. Sie sind für ihn unwesentlich, er verachtet sie, für ihn sind sie ein Nichts. Und dann dachte ich: Ich bin schrecklich unfair. Ich hatte ihn unabsichtlich provoziert, als ich «chirurgisch betrachtet» gesagt hatte. Außerdem waren wir beide wegen des formellen, offiziellen Rahmens, den die Chefvisite bildete, etwas in Verlegenheit. In gewisser Hinsicht waren wir beide gezwungen, eine Rolle zu spielen: er die des allwissenden Spezialisten, ich die des unwissenden Patienten. Und dies wurde noch dadurch verstärkt und verschlimmert, daß ich ihm nicht nur gleichgestellt war und von anderen als ihm gleichrangig angesehen wurde, sondern mich auch teilweise so verhielt, so daß keiner von uns wußte, wo er eigentlich genau stand. Darüber hinaus war ich mir sicher, daß er nicht wirklich gefühllos war – auf seinem Gesicht hatten sich Gefühle abgezeichnet, starke Gefühle, die er hatte unterdrücken müssen, genau wie Miss Preston, als sie festgestellt hatte, daß die Nervenverbindung unterbrochen war. Wie anders hätte diese Begegnung verlaufen können, wenn wir uns als Individuen gegenübergetreten wären – was jedoch im starren Rahmen der Chefvisite unmöglich war. Vielleicht würde alles anders sein, wenn sich im Anschluß an die Visite Gelegenheit zu einem ruhigen Gespräch mit dem Oberarzt bot, zu einem Gespräch von Mann zu Mann.

Die Stationsschwester versprach mir, ihn zu bitten, er möge noch einmal bei mir hereinschauen. Aber dieser Besuch des Oberarztes erwies sich leider als eher ärgerlich, denn er war unwirsch, und es ging ihm offensichtlich auf die Nerven, daß ich ihn um dieses besondere Gespräch ersucht hatte.

«Also, Herr Sacks», schnaubte er, «was haben Sie denn nun noch? Sie haben doch gehört, daß alles in Ordnung ist. Haben Sie an der Operation oder der nachoperativen Behandlung etwas auszusetzen?»

«Ganz und gar nicht», antwortete ich. «Beides scheint mir musterhaft.»

«Also, bitte, was haben Sie denn eigentlich?»

«Das Bein *fühlt* sich nicht richtig an.»

«Das ist eine sehr vage und subjektive Aussage. Mit so etwas können wir uns nicht befassen. Wir Orthopäden sind im Grunde eigentlich Handwerker. Man stellt uns vor eine Aufgabe, und wir erledigen sie. Das ist alles.»

«Das ist genau der Eindruck, den ich habe», erwiderte ich. «Wenn das Bein aus Holz wäre, würde es ausreichen, es wieder zurechtzuzimmern. Und genausofühlt das Bein sich auch an: hölzern, so als ob es nicht aus Fleisch und Blut wäre – leblos, nicht zu mir gehörig.»

«Herr Sacks, Sie sind ein einmaliger Fall», sagte der Oberarzt. «So etwas habe ich noch nie von einem Patienten gehört.»

«Es kann nicht sein, daß ich ein einmaliger Fall bin», sagte ich, erfüllt von Wut und aufsteigender Panik. «Mein Fall muß doch beschrieben sein wie alle anderen auch! Vielleicht...«(hier ging mein Zorn mit mir durch)» vielleicht hören Sie Ihren Patienten nicht zu, vielleicht sind Sie an den Erfahrungen, die sie machen, nicht interessiert.»

«Ja, da haben Sie recht – mit ‹Erfahrungen› dieser Art kann ich mich nicht aufhalten. Ich bin ein Mann der Praxis, ich habe Arbeit zu erledigen.»

«Dann lassen wir also Erfahrungen beiseite und stellen fest, daß das Bein nicht *funktioniert.*»

«Das ist nicht meine Sache.»

«Wessen Sache ist es denn dann? Um es genau zu sagen: Es liegt eine physiologische Störung vor. Was halten Sie davon, einen Neurologen hinzuzuziehen und Nervenübertragungstests, ein Elektromyogramm und so weiter vorzunehmen?»

Er wandte sich zur Tür und gab mir keine Antwort.*

* Nervenübertragungstests, Elektromyogrammen usw. wurde ich erst vier Jahre später unterzogen. Dabei stellte sich heraus, daß noch immer eine recht starke Denervierung des Quadrizeps und eine erhebliche Beeinträchtigung der Reizleitung im Schenkelnerv, der den Quadrizeps versorgt, vorlagen. Zur Zeit meiner «Entfremdung», meines Skotoms, müssen diese Beeinträchtigungen sehr stark oder sogar absolut gewesen sein.

III. Vorhölle

Ins Land, da es stockfinster ist und da keine Ordnung ist, und wenn's hell wird, so ist es wie Finsternis.

Buch Hiob 10,22

Vorhölle

Das Skotom und seine Auswirkungen hatte ich bereits kennengelernt: furchteinflößende, leere Bilder eines Nichts, die, besonders nachts, aufstiegen und mich überwältigten. Das wohltuende Verständnis und die Unterstützung meines Arztes würden – so hatte ich angenommen und gehofft – ein Bollwerk dagegen bilden. Er würde mich beruhigen, mir helfen, mir in der Finsternis zeigen, wo mein Fuß einen Halt finden konnte.

Statt dessen aber tat er das Gegenteil. Indem er nichts sagte, indem er tat, als sei nichts, nahm er mir den Halt, den menschlichen Halt, den ich so dringend brauchte. Jetzt hatte ich in zweifacher Hinsicht keinen Boden mehr unter den Füßen; mir fehlte in zweifacher Hinsicht ein Halt, und so fiel ich ins Nichts, in die Vorhölle.

Das Wort «Hölle» ist vermutlich mit dem Wort «Höhle» verwandt – und tatsächlich ist die Höhle, in die ein Skotom einen einschließt, eine Art Hölle: ein existentieller oder metaphysischer Zustand, gewiß, aber ein Zustand mit einer überdeutlichen organischen Basis und Determinante. Im selben Maß, wie das organische Fundament der «Wirklichkeit» beseitigt ist, fühlt man sich in einer Höhle eingeschlossen – oder auch in einer Höllenhöhle, sofern man sich gestattet, diesen Zustand bewußt zu erleben (was viele Patienten verständlicherweise und zu ihrem eigenen Schutz nicht tun). Ein Skotom ist eine Höhle, ein Loch in der Wirklichkeit, ein Loch in der Zeit ebenso wie ein Loch im Raum, und ist daher nicht vorstellbar als etwas, das eine begrenzte Dauer oder ein Ende hat. So wie es etwas von einem «Gedächtnisloch», einer Amnesie, hat, so ist es auch von einem Gefühl der Zeitlosigkeit, der Endlosigkeit begleitet. Die Zeitlosigkeit, diese Eigenschaft der Vorhölle, ist eine Begleiterscheinung eines Skotoms.

Dies wäre erträglich oder erträglicher, wenn man es anderen mitteilen und es so – wie zum Beispiel Kummer – zum Gegenstand von Verständnis und Sympathie machen könnte. Aber das wurde mir verwehrt, als der Chirurg «nichts» sagte, und so wurde ich in den fernsten Winkel der Hölle verbannt: die Hölle der Unmöglichkeit der Kommunikation.

> «Das ist die geheime Lust und Sicherheit der Höllen», sagt in Thomas Manns «Doktor Faustus» der Teufel, «daß sie nicht denunzierbar, daß sie vor der Sprache geborgen ist, daß sie eben nur ist, aber nicht in die Zeitung kommen, nicht publik werden, durch kein Wort zur kritisierenden Kenntnis gebracht werden kann, wofür eben die Wörter... ‹Lautlosigkeit›, ‹Vergessenheit›, ‹Rettungslosigkeit›, die schwachen Symbole sind... dort hört alles auf... Richtig ist, daß es in der Schalldichtigkeit recht laut, maßlos und bei weitem das Ohr überfüllend laut sein wird... so daß keiner sein eigenes Singen vernehmen wird...»

Ein Gefühl äußerster Hoffnungslosigkeit überkam mich.

Ich spürte, wie ich unterging. Der Abgrund verschlang mich. Obwohl das griechische Wort *skotos* «Dunkelheit» oder «Finsternis» bedeutet – und dies sind die üblichen Symbole für Schrecken und Tod –, machte mir sensorisch und seelisch die Stille mehr zu schaffen. Zu dieser Zeit las ich immer wieder in «Doktor Faustus», besonders die Passagen über die Hölle und die Musik. Einerseits war da der Satz: «Keiner wird sein eigenes Singen vernehmen», andererseits herrschte Lärm, das infernalische Getöse der Hölle. Dies fand seinen Ausdruck in dem engen Raum, der Zelle, in der ich lag, in der Tatsache, daß ich keine Musik hören durfte und dem Druck des Lärms ausgesetzt war. Hungrig, durstig, verzweifelt sehnte ich mich nach Musik, aber mit meinem miserablen kleinen Radio konnte ich so gut wie nichts empfangen, denn die Mauern und das Baugerüst schirmten die Radiowellen fast vollständig ab. Und andererseits dröhnten den ganzen Tag Preßlufthämmer, denn auf dem Gerüst, nur ein paar Meter von meinem Ohr entfernt, wurde gearbeitet. Äußerlich also herrschte Geräuschlosigkeit und Lärm, innerlich gleichzeitig eine tödliche innere Stille – die Stille der Zeitlosigkeit, der Reglosigkeit, des Skotoms, vereint mit der Stille der Nichtkommunikation und des Tabus. Die Unmöglichkeit der Kommunikation, die «Isolationshaft» erzeugte ein überwältigendes Gefühl der Exkommunikation. Äußerlich blieb ich freundlich und zugänglich, aber innerlich nährte ich eine geheime Verzweiflung.

«Und wenn du lange in einen Abgrund blickst», schrieb Nietzsche, «blickt der Abgrund auch in dich hinein.» *

Der Abgrund ist ein Riß, ein bodenloser Spalt in der Realität. Wenn man ihn bemerkt, kann er sich unter einem auftun. Man muß sich entweder von ihm abwenden, oder aber sich ihm mannhaft und beherzt stellen. Ich bin, ganz gleich was geschieht, ein hartnäckiger Mensch. Wenn etwas meine Aufmerksamkeit erregt hat, kann ich sie nicht mehr abwenden. Dies mag eine große Stärke oder eine große Schwäche sein. Es macht mich zu einem Entdecker. Es macht mich zu einem Besessenen. In diesem Fall machte es mich zu einem *Erforscher* des Abgrunds...

Ich hatte mich immer gern als Naturwissenschaftler oder Forscher gesehen. Viele seltsame neuropsychologische Länder hatte ich erforscht: die entlegensten arktischen und tropischen Regionen neurologischer Störungen. Jetzt aber beschloß ich – oder war ich gezwungen? – ein nichtkartographiertes, ein unkartographierbares Land zu erforschen. Das Land, das vor mir lag, war ein Nichtland, ein Nirgendwo.

In der Vorhölle des Nirgendwo waren alle Kräfte der Erkenntnis, des intellektuellen Denkens und der Phantasie, auf die ich bislang bei der Erforschung verschiedener neuropsychologischer Länder hatte zurückgreifen können, völlig nutz- und bedeutungslos. Ich war nicht mehr auf der Karte, nicht mehr in der Welt des Erkennbaren. Ich war aus Raum und Zeit gefallen. Nichts konnte jemals mehr geschehen. Intelligenz, Vernunft, Sinn bedeuteten nichts. Erinnerung, Phantasie, Hoffnung bedeuteten nichts. Ich hatte alles verloren, was mir

* «Jenseits von Gut und Böse», Nr. 147. (Anm. d. Übers.)

zuvor Halt gegeben hatte. Wohl oder übel war ich eingetaucht in eine finstere Nacht der Seele.

Dies ging zunächst mit sehr großer Angst einher, denn ich mußte all die Fähigkeiten, über die ich sonst verfügte, vor allem aber den Sinn und die Vorliebe für *Aktivität* aufgeben. Ich mußte – und das erschien mir schrecklich – den Sinn und das Gefühl für *Passivität* zulassen. Anfangs empfand ich das als erniedrigend, als Demütigung meines Selbst – des aktiven, männlichen, ordnenden Selbst, das ich mit meiner wissenschaftlichen Tätigkeit, meiner Selbstachtung, meinem Geist gleichgesetzt hatte. Aber dann stellte sich eine mysteriöse Veränderung ein: Ich fing an, diesen Verzicht auf Aktivität zuzulassen und willkommen zu heißen. Diese Veränderung begann ich am dritten Tag in der Vorhölle wahrzunehmen.

Der verirrten, verwirrten Seele, die sich durch die Finsternis der langen Nacht tastete, konnten weder Karten noch der kartographierende Geist von Nutzen sein, ebensowenig wie das *Naturell* des Kartographen – «ein starker, männlicher Verstand..., Wagemut..., Wachsamkeit und Lebhaftigkeit» (wie ein Zeitgenosse Kapitän Cook beschrieb). Diese aktiven Eigenschaften mochten vielleicht später von Wert sein, aber zu diesem Zeitpunkt gab es für sie kein Betätigungsfeld. Mein Zustand in dieser dunklen Nacht war ja bestimmt durch Passivität, eine umfassende, absolute und fundamentale Passivität, in der Tätigkeit – jede Tätigkeit – sinnlos und ablenkend sein mußte. In dieser Zeit lautete die Losung: «Sei geduldig – halt aus... Warte ab und rühr dich nicht... Tu nichts, denk nicht nach!» Welch eine schwierige, welch eine paradoxe Lektion!

> Halt still und warte ohne Hoffnung,
> denn Hoffnung wäre hoffen auf das Falsche; warte ohne Liebe,
> denn Liebe wäre Liebe für das Falsche...
> Warte ohne Gedanken, denn du bist zum Denken nicht bereit...
>
> T. S. Eliot

Ich mußte stillhalten und in der Finsternis abwarten, um sie als heilig, als Finsternis Gottes, und nicht einfach als Blindheit und Beraubtheit zu begreifen (obwohl sie ja tatsächlich völlige Blindheit und Beraubtheit mit sich brachte). Ich mußte mich darein fügen, ja sogar froh sein, daß mein Verstand durcheinandergebracht war und meine geistigen Kräfte und Fähigkeiten keinen Ansatzpunkt zum Handeln hatten und nicht zur Veränderung meines Zustandes eingesetzt werden konnten. Ich hatte das alles nicht absichtlich herbeigeführt, aber es war über mich gekommen, und darum sollte ich es akzeptieren – ich sollte diese seltsame Passivität und Verfinsterung, dieses eigenartige Skotom der Sinne und des Verstandes hinnehmen, und zwar nicht mit Zorn oder schrecklicher Angst, sondern mit Dankbarkeit und Freude.

Dies also war die Veränderung, die am dritten Tag in meiner Vorhölle begann und mich aus einem Gefühl des Abscheus und der Verzweiflung, einem Gefühl, in einer entsetzlichen, unaussprechlichen Hölle gefangen zu sein, zu einem Gefühl einer tiefgreifenden, unerklärlichen Veränderung – die Nacht war nicht mehr abscheulich und finster, sondern von einem heimlichen, das Begriffsvermögen übersteigenden Licht erleuchtet – und damit in eine eigenartige, paradoxe Freude führte:

> Ich konnt' in Heimlichkeit,
> vermummt, auf schmaler Treppe sicher gehen,
> gedeckt von Dunkelheit
> – o glückliches Geschehen! –
> und ließ mein Haus schon tief in Ruhe stehen.
>
> Sollt' niemand meiner achten
> in dieser Segensnacht; auch wollte ich
> mir selbst kein Ding betrachten;
> nichts andres führte mich,
> als nur mein Licht im Herzen innerlich.
>
> Dies hat mich hingeleitet,
> viel sich'rer als das volle Licht am Tage,
> wo Er sich mir bereitet...
>
> Johannes vom Kreuz (Juan de la Cruz),
> 1542–1591, «Empor den Karmelberg»

Im Stolz auf meinen Verstand, im hellen Mittagslicht der Vernunft hatte ich gedacht, daß alles Erstrebenswerte im Leben durch Vernunft und Willenskraft erreicht werden könne, durch jenen «starken, männlichen Verstand..., Wagemut..., Wachsamkeit und Lebhaftigkeit», jene Eigenschaften, die meine Unternehmungen bis dahin gekennzeichnet hatten. Vielleicht zum erstenmal in meinem Leben hatte ich nun – gezwungenermaßen – etwas ganz anderes kennengelernt: Ich war durch mein Patientsein gezwungen, vollkommene Passivität zu erfahren und mir bewußt zu werden, daß dies zu diesem Zeitpunkt die einzig richtige Einstellung war...

Im Umgang mit meiner Umwelt mußte ich versuchen, aktiv und erwachsen zu sein und jede das notwendige Minimum übersteigende Abhängigkeit von anderen zu vermeiden; in spiritueller Hinsicht jedoch – dies betraf nicht meinen Umgang mit anderen Menschen, sondern mein Inneres – mußte ich all meine Fähigkeiten und Ansprüche, all meinen männlichen Wagemut, meine Lebhaftigkeit, aufgeben und in dieser langen Nacht wie ein Kind, geduldig und passiv, ausharren, denn dies war zu diesem Zeitpunkt die einzig angemessene seelische Einstellung. Ich mußte warten, mußte stillhalten – bis «Er sich mir bereitet...»

Selbst der Pilot des Flugzeuges, ein rauher, aber herzlicher Mann mit Wagemut, Entschlossenheit und einem starken, männlichen Verstand, hatte ja gesagt: «Als Patient ist das erste, was man lernen muß, Geduld zu haben»; und am Anfang meines Krankenhausaufenthaltes hatte einer der Ärzte der chirurgischen Station (leider nicht der, der für mich zuständig war), als er gesehen hatte, wie ängstlich, gereizt, ungeduldig und entnervt ich war, mit sanfter Stimme gesagt: «Nehmen Sie's nicht so schwer! So etwas durchzustehen, ist eigentlich wie eine Pilgerfahrt.»

Meine Vorhölle – die zehn Tage dauerte, in denen Zeit nicht existierte – begann also als Qual, verwandelte sich dann aber in Geduld, begann als Hölle, wurde dann aber zur dunklen Nacht des Fegefeuers, demütigte mich entsetzlich, nahm mir alle Hoffnung, um sie mir dann süß und sanft und in veränderter Form tausendfach zurückzugeben.

In dieser Vorhölle, als ich in die Verzweiflung und wieder zurück pilgerte – es war eine Pilgerfahrt der Seele, denn in medizinischer Hinsicht war mein Befinden unverändert und jede

Entwicklung durch das reglose Weiterbestehen meines Skotoms und ein nicht unfreundliches Übereinkommen zwischen meinen Ärzten und mir, auf «tieferliegende Dinge» nicht einzugehen, gehemmt –, in dieser Vorhölle, in dieser dunklen Nacht, konnte ich nicht auf die Wissenschaft hoffen. Konfrontiert mit einer Realität, vor der der Verstand versagte, suchte ich Zuflucht bei Kunst und Religion. Diese beiden, und nur sie, konnten die Nacht durchdringen, zu mir sprechen, konnten dieser Sache einen Sinn geben und sie durchschaubar und erträglich machen: «Wir haben die Kunst, damit wir nicht an der Wahrheit zugrunde gehn» (Nietzsche). Die Wissenschaft und der Verstand konnten nicht von «Nichts», von «Hölle», «Vorhölle» oder spiritueller «Nacht» sprechen. In ihnen gab es keinen Platz für «Abwesenheit, Dunkelheit, Tod». Dennoch war dies zu dieser Zeit die überwältigende Realität für mich. Ich beschäftigte mich mit der Bibel – besonders mit den Psalmen, weil diese fortwährend von diesen Dingen und einer wunderbaren Rückkehr zu Licht und Leben sprachen. Ich wandte mich ihnen zu, weil sie einerseits Beschreibungen, «Krankengeschichten» waren, aber auch, weil ich hoffte und sie eine Art Gebet oder Anrufung waren. Und ich wandte mich den Mystikern und auch den metaphysischen Dichtern zu, denn sie boten ebenfalls sowohl Formulierungen als auch Hoffnung, und zwar auf poetische, ästhetische, metaphorische, symbolische Weise und ohne die platte, klare Bindung, die die «Religion» forderte.

> So studiert mich denn, ihr, die ihr Liebende sein wollt
> in der nächsten Welt, das heißt: im nächsten Frühling
> denn ich bin alles Tote,
> das die Liebe mit einer neuen Alchemie erfüllt hat.
> Denn seine Kunst hat dies hervorgebracht:
> das Wesen des Nichts,
> der stumpfen Entbehrungen und der kargen Leere,
> er vernichtete mich, und ich bin auferstanden
> von Mangel, Dunkelheit, Tod – Dinge, die es nicht gibt.
>
> John Donne (1572–1631)

Donnes Mittwinter-Ode, geschrieben in einem Mittwinter des Lebens, erzählten mir von der Not und der Hoffnung der todkranken Seele. Ich sprach sie mir oft leise vor, besonders die letzten Worte: «Ich bin auferstanden von Mangel, Dunkelheit, Tod – Dinge, die es nicht gibt.» Oder ich sagte manchmal nur: «Ich werde auferstehen.» Ich wiederholte diese Worte wie eine Art von Litanei oder Monolog. Ich nahm sie und drückte sie fester und fester an mich, denn sie schienen auf eine geheime, undenkbare Hoffnung hinzudeuten, wo ich keinen Grund für Hoffnung sehen konnte.

Aber schließlich legte ich die Mystiker und Metaphysiker beiseite, und es blieb nur die Bibel, der unmögliche Glaube:

> Denn du lässest mich erfahren viele und große Angst und machst mich wieder lebendig und holst mich wieder aus der Tiefe der Erde herauf.
>
> Psalm 71,20

Heimlich, halb skeptisch, zögernd, sehnend, rief ich dieses unvorstellbare «Du» an.

IV. Belebung

Aber auf welche Weise mag das Tier von inneren Prinzipien getrieben werden... durch welche Mittel? Ziehen wir einen Vergleich zu *Automaten*... Ist die erste Bedingung für Bewegung der Geist? Oder sind es natürliche Ursachen – wie die Bewegung des Herzens?

William Harvey (1578–1657), «De motu locali animalium»

Belebung

Während dieser zehn endlosen und doch leeren Tage hatte sich der Zustand des Beines nicht im mindesten verändert; in seiner weißen Grabstätte aus Gips blieb es gänzlich bewegungslos, taub, ohne Tonus. Seine absolute Unbewegtheit und Beständigkeit, sein Austausch sozusagen gegen eine anorganische weiße Walze, seine leblose, versteinerte und kalkartige Beschaffenheit wurden mir jede Nacht zahllose Male vorgeführt. Und auch meine Träume veränderten sich nicht im mindesten, sondern waren von derselben eidetischen und bildhaften Lebendigkeit, derselben Abwesenheit aller Bewegung, aller Entwicklung, aller Begebenheiten, derselben Leblosigkeit erfüllt, die ihr erstes Auftreten gekennzeichnet hatte.

Allein der *Gedanke* an einen Fortschritt, eine Veränderung, oder auch nur ein Hinweis oder eine Hoffnung darauf, waren unmöglich und wurden ständig zunichte gemacht – bis zum folgenden Samstagmorgen. Ich zitiere aus meinem Tagebuch:

> Neuartige Phänomene im Bein. Plötzliche, unglaublich starke, äußerst kurz anhaltende Schmerzen irgendwo im Bein, blitzlichtartig in ihrer blendenden Intensität und Kürze. «Blitzschmerzen» fühlen sich ähnlich an... Ein solcher Schmerz bewirkt, solange er anhält, eine totale Verkrampfung, dauert aber nur ein paar Tausendstel Sekunden. Ich frage mich, welche physiologischen Ursachen diese außergewöhnlichen kurzen Schmerzen haben. Was ist nur los?
>
> Seit neuestem habe ich auch unwillkürliche, blitzartige Zuckungen im bislang reglosen und stummen Muskel. Sowohl die Zukkungen als auch die Schmerzen sind ihrer Erscheinungsform nach

beinahe spinal, als seien einzelne sensorische oder motorische Nervenzellen beteiligt...

Die Gefühle, die sie hervorrufen, sind ambivalent: zum Teil Angst, zum Teil Hoffnung. Offensichtlich sind diese Empfindungen pathologisch. Die Art dieser Schmerzen deutet darauf hin, daß eine echte Denervierung vorliegt. Aber allein ihr Auftreten ist vielleicht ein Zeichen einer beginnenden Wiederherstellung der Nervenfunktion.

Jede willkürliche Bewegung ist bis jetzt unmöglich und undenkbar, aber diese unwillkürlichen Blitze – Fulgurationen und Faszikulationen – sind vielleicht die ersten Lebensfunken und könnten darauf hindeuten, daß der Muskel sich *bereit* macht zu reagieren.

Diese Faszikulationen von Muskelfaserbündeln waren keineswegs «subjektiver» Natur, sondern auch für alle anderen deutlich sichtbar, und stellten das erste positive Stück Realität seit meiner Einlieferung ins Krankenhaus dar. Dieses Knistern und Blitzen war ein Hinweis, ein ernst zu nehmendes Anzeichen eines neurologischen Genesungsprozesses, ein Zeichen, daß zum erstenmal seit der Verletzung vor zwei Wochen eine Bereitschaft zur Weiterleitung von Reizen, ein gewisses «Leben» in Nerven und Muskel zurückkehrte. Sie riefen in mir ein starkes Gefühl elektrischer Aktivität hervor, als finde eine Art spontaner «Faradisation» oder Fulguration von Nerven und Muskeln, ein elektrisches Anfachen des schwach glimmenden Lebensfunkens statt...

Ich hatte das sehr starke Gefühl eines elektrischen Gewitters, des Zuckens von Blitzen, die von einer Faser zur anderen sprangen, und eines elektrischen Murmelns und Knisterns in Nerven und Muskeln. Ich mußte an Frankensteins Ungeheuer denken, das mit einem Blitzableiter verbunden war und durch die Blitze knisternd zum Leben erwachte.

An diesem Samstag also fühlte ich, daß ich «elektrisch geladen» war, oder vielmehr: daß ein kleiner peripherer Teil des Nervensystems elektrisch geladen war und mit neuem Leben erfüllt wurde – nicht ich, sondern *es*... Ich trug zu diesen örtlich begrenzten und unwillkürlichen Krämpfen und Zuckungen nichts bei. Sie hatten nichts mit *mir*, mit meinem Willen, zu tun. Sie waren sowohl von jedwedem Gefühl der Absicht oder der Willentlichkeit als auch von einem Gedanken an Bewegung abgekoppelt. Sie waren weder die Folge von Vorstellungen oder Absichten, noch zogen sie diese nach sich. Es war ihnen also keine *persönliche* Qualität zu eigen; sie waren nichts Willentliches, keine *Handlungen*, sondern lediglich ein sporadisches Zucken an der Peripherie – und dennoch waren sie ein klares und wichtiges und höchst willkommenes Zeichen, daß, ganz gleich was an der Peripherie geschehen war, nun eine gewisse Rückkehr der Funktion einsetzte – eine abnorme, blitzartige, krampfartige Funktion, gewiß, aber jede beliebige Funktion war besser als gar keine.

In meiner Vorhölle hatte ich mich nach Musik gesehnt, aber all meine Bemühungen in dieser Richtung hatten zu nichts geführt. Gegen Mitte der Woche war ich mein erbärmliches Radio leid gewesen und hatte einen Freund gebeten, mir einen Kassettenrecorder zu bringen. Am Samstagmorgen – ebenjenem Samstag, den 7. – brachte er mir seinen Recorder und eine Kassette. Er sagte, es tue ihm leid, aber dies sei die einzige, die er habe finden können. Es war Mendelssohns Violinkonzert.

Ich hatte Mendelssohn nie besonders gemocht, obwohl mir die Lebendigkeit und die zarte Leichtigkeit seiner Musik immer gefallen hatten. Ich fand es (und finde es auch heute noch) erstaunlich, daß diese gefällige, spielerische Musik eine so tiefgreifende und, wie sich herausstellte, entscheidende Wirkung auf mich hatte. Von dem Augenblick, in dem ich auf den Abspielknopf drückte, von den ersten Takten des Konzertes an, geschah etwas – etwas von der Art, wie ich es herbeigesehnt hatte, etwas, das ich mit jedem Tag verzweifelter gesucht und das sich mir immer wieder entzogen hatte. Unvermittelt und wunderbarerweise wurde ich von der Musik mitgerissen. Sie erschien mir leidenschaftlich, wunderbar lebendig, geradezu zitternd vor Lebenskraft und erfüllte mich wieder mit dem herrlichen Gefühl, am Leben zu sein. Bei den ersten Takten dieser Musik spürte ich eine Hoffnung, eine Andeutung, daß das Leben wieder in mein Bein zurückkehren würde – daß *es* wieder zu eigenen Regungen erwachen, sich bewegen und sich entweder seiner vergessenen motorischen Melodie entsinnen oder sie aufs neue erschaffen würde. Ich fühlte mich – wie unzureichend doch Worte sind, um Gefühle dieser Art mitzuteilen! – ich fühlte mich bei den ersten himmlischen Takten dieser Musik, als werde mir das belebende und kreative Prinzip der ganzen Welt enthüllt; ich spürte, daß das Leben selbst Musik oder wesensgleich mit der Musik war und daß unser lebendiger, sich bewegender Körper «verfestigte» Musik war: Musik, die Fleisch, Substanz, Körper geworden war. Auf eine intensive, leidenschaftliche, fast mystische Weise spürte ich, daß die Musik vielleicht tatsächlich das Heilmittel für meine Probleme war – oder jedenfalls ein unentbehrlicher Schlüssel zu ihrer Lösung.

Ich hörte mir das Konzert immer und immer wieder an. Ich bekam es nicht über, es verlangte mich nach nichts anderem. Jedes Abspielen war eine Erfrischung und eine Erneuerung meiner Seele. Jedes Abspielen schien mir neue Ausblicke zu eröffnen. War Musik, so fragte ich mich, die *Partitur* des Lebens – das Versprechen, der Schlüssel zu neuem Handeln und Leben?

Am Samstag und am Sonntag – dieses Wochenende der Hoffnung! – verschwand das Gefühl der Hoffnungslosigkeit, der endlosen Finsternis. Ich meinte, wenn schon nicht den Tagesanbruch, so doch die ersten Anzeichen des Tagesanbruchs zu ahnen: Es war noch immer Mittwinter, aber vielleicht würde der Frühling kommen. Wie, das wußte ich nicht – es war nicht vorstellbar, es war nichts, was durch Mutmaßungen oder gedankliche Arbeit gelöst (oder auch nur berührt) werden konnte. Ich stand nicht einem Problem, sondern einem Geheimnis gegenüber: dem Geheimnis einer Erweckung zum Leben und eines neuen Anfangs. Vielleicht mußte ich, bevor mir dies zuteil wurde, eine unendliche Finsternis und Stille durchqueren. Vielleicht war dies der Schoß, der Schoß der Nacht, in dem neues Leben entstand.

An diesem Wochenende erlebte ich nicht nur, wie etwas von der Hoffnungslosigkeit von mir abfiel, sondern erfuhr auch eine eigenartige Leichtigkeit und Heiterkeit des Geistes. Ich hatte das Gefühl, daß eine Genesung möglich war. Die Ahnung, daß ein Neubeginn bevorstand, breitete sich in mir aus.

Jedesmal wenn ich das Mendelssohn-Konzert auf dem Kassettenrecorder oder in Gedanken abspielte und jedesmal wenn ich einen plötzlichen elektrischen Krampf im Muskel hatte, ergriff diese Hoffnung aufs neue von mir Besitz. Dennoch war meine Hoffnung in gewissem Sinne theoretischer Natur: Es war keineswegs klar, daß ich Grund zur Hoffnung hatte. Für mich war das Bein, das Fleisch, immer noch «hinüber». Was bedeutete Musik, was bedeuteten diese erhebenden Gefühle, wenn mir der Mechanismus, der Apparat, das Fleisch fehlte. Ich mußte das Bein unbedingt sehen, ich mußte mich davon überzeugen, daß seine Substanz, sein Fleisch, seine Realität noch intakt war. Und wie es mein Glück und die günstige zeitliche Abstimmung wollten, sollte ich am nächsten Tag Gelegenheit dazu haben.

Am Montagmorgen, dem vierzehnten Tag nach der Operation, sollte ich in den Gipsraum gebracht werden, damit die Wunde untersucht und die Fäden gezogen werden konnten. Während dieser zwei Wochen, ja eigentlich sogar seit dem Abend des Tages, an dem ich den Unfall gehabt hatte, hatte ich mein Bein nicht sehen können: Es war immer vom Gips bedeckt und eingeschlossen gewesen. Dieser Gips hatte etwas an sich – eine gestaltlose Glätte, eine Bleichheit, die an ein Grabmal gemahnte, und eine Form, die wie eine verschwommene, obszöne Parodie eines Beines war –, das ihm etwas Schreckenerregendes verlieh, und tatsächlich spielte er als Schreckgespenst eine wichtige Rolle in meinen Träumen.

In der Nacht, bevor ich zur Gipsabnahme nach unten gebracht werden sollte, erreichten diese Träume einen beängstigenden Höhepunkt: Ich träumte, wachte kurz auf, schlief wieder ein und träumte abermals dasselbe – ich muß hundertemal geträumt haben, der Gips sei leer oder durch und durch massiv oder enthalte nur eine ekelhafte, wimmelnde Masse aus verfaulenden Knochen, Maden und Eiter. Die mendelssohnsche Fröhlichkeit, Heiterkeit und Beschwingtheit waren völlig verschwunden. Als am Montag endlich der trübe, graue Morgen anbrach, fühlte ich mich schwach und zittrig. Mir war so schlecht, daß ich weder frühstücken noch irgend etwas sagen oder denken konnte. Ich lag im Bett wie ein Toter und wartete darauf, daß man mich hinaustrug.

Schon allein das Wort «casting room» (Gießraum) hatte für

mich einen bösen, angsteinflößenden Klang. Selbst das Wort «cast» weckte beunruhigende Assoziationen. Bilder schossen mir ungebeten durch den Kopf: der Gießraum als ein Ort, wo gegossen (cast) und weggeschüttet (cast away) wurde, wo der Gipsgießer neue Glieder und Körper goß und alte, nutzlose entfernte und wegwarf. Solche Phantasien drangen auf mich ein, und ich konnte sie, so absurd sie auch waren, nicht aus meinen Gedanken verbannen.

Ich war einerseits von Erleichterung, andererseits aber auch von Angst und Schrecken erfüllt, als die Pfleger schließlich kamen, mich auf eine Trage legten und aus meinem Zimmer schoben. Aus meinem Zimmer! Zum erstenmal seit fünfzehn Tagen. Als wir auf den Aufzug warteten, der uns nach unten bringen sollte, erhaschte ich einen kurzen Blick auf den Himmel. Der Himmel! Ich hatte ihn, wie den Rest der Welt draußen, vergessen, während ich erregt, besessen, als Einzelhäftling in meiner kleinen, «aussichtslosen» Zelle lag und mein Kopf mit seinen rasenden Gedanken einem Dampfkessel glich. Das Rumpeln der fahrbaren Trage kam mir ungeheuer laut vor und erinnerte mich an Schinderkarren. Ich fühlte mich, als stehe mir mein Tod bevor – oder etwas noch Schlimmeres als der Tod: die Verwirklichung eines entsetzlichen Alptraums, bei der sich alle Phantasien vom Unheimlichen, vom Leblosen, vom Unwirklichen als wahr erweisen würden.

Der Gipsraum war klein, weiß und nichtssagend, ein Mittelding zwischen Operationsraum und Werkstatt. An der Wand hingen große Scheren und andere Gerätschaften: die seltsamen, furchterregenden Werkzeuge der Gipserzunft. Die Pfleger hoben mich auf ein Podest in der Mitte des Raums – in meinen Augen eine Kreuzung aus einem Katafalk und dem Hackklotz eines Metzgers –, gingen hinaus und machten die Tür hinter sich zu. Plötzlich war ich allein in diesem unheimlichen, stillen Raum.

Und dann wurde mir bewußt, daß ich nicht allein war. In einer Ecke stand der «Caster» in seinem weißen Kittel. Als ich ins Zimmer geschoben worden war, hatte ich ihn irgendwie gar nicht bemerkt. Oder vielleicht war er auch eingetreten, ohne daß es mir aufgefallen war. Eigenartigerweise schien er sich nämlich nicht zu bewegen, sondern sich in verschiedenen Teilen des Raums zu materialisieren. Er war hier, er war dort, aber nie gelang es mir, ihn im Übergang zu ertappen. Er hatte ein seltsam unbewegliches, gleichsam gemeißeltes Gesicht, dessen Züge an eine mittelalterliche Zeichnung erinnerten. Es hätte Dürers Gesicht sein können, oder das einer Maske, eines grotesken Wasserspeiers aus Dürers Phantasie.

Ich zwang mich zu einem freundlichen Plauderton und sagte: «Guten Tag, Mr. Enoch. Merkwürdiges Wetter heute, was?»

Er reagierte nicht, zeigte keine Regung, zuckte nicht einmal mit der Wimper.

Ich machte noch ein paar unzusammenhängende Bemerkungen und gab es dann auf, denn er antwortete nicht, sondern stand weiterhin reglos und mit verschränkten Armen in der Ecke und starrte mir in die Augen. Meine Angst wurde immer größer – mir kam der Gedanke, er könne verrückt sein.

Und dann stand er unvermittelt und ohne irgendeine Bewegung gemacht zu haben nicht mehr in seiner Ecke, sondern vor der Wand, wo seine Schere und die anderen Werkzeuge hingen. Im nächsten Augenblick hatte er die Schere gepackt. Sie kam mir schrecklich groß vor, und auch er sah riesig aus. Ich war überzeugt, er könne mir mit einem Schnitt das Bein abschneiden oder mich in zwei Teile zerlegen.

Mit einem Satz war er, die Schere weit geöffnet, neben mir und setzte zum ersten Schnitt an. Ich wollte schreien: «Hilfe! Hierher! Ein Verrückter mit einer Schere geht auf mich los!» Mein Verstand sagte mir jedoch, daß das alles Einbildung und Mr. Enoch zwar vielleicht ein bißchen schrullig und wortkarg, aber nach allem, was ich gehört hatte, ein geübter und verantwortungsbewußter Fachmann war. So beherrschte ich mich, lächelte und sagte kein Wort.

Und dann vernahm ich ein beruhigendes Geräusch: ein leises Knirschen, das verriet, daß der Gips aufgeschnitten wurde. Es hatte kein furchtbarer Angriff stattgefunden! Mr. Enoch tat ruhig seine Arbeit. Er schnitt den Gips von oben nach unten der Länge nach auf, zog ihn dann vorsichtig auseinander und legte das Bein frei. Den Gips warf er lässig in eine Ecke. Das erstaunte mich, denn ich hatte mir vorgestellt, er sei ungeheuer schwer und wiege mindestens vierzig bis fünfzig Pfund. Freunde hatten, nachdem sie auf meine Bitte meine beiden Beine angehoben hatten, ausgerufen: «Donnerwetter! Das mit dem Gips wiegt ja eine Tonne – es ist mindestens vierzig Pfund schwerer als das andere.» Aber nach der Leichtigkeit zu urteilen, mit der Mr. Enoch den Gips aufgehoben und in eine Ecke geworfen hatte, wog er fast gar nichts, und die Schwere des Beines, das zusätzliche Gewicht von vierzig Pfund, mußte ausschließlich von dem totalen Fehlen eines Muskeltonus herrühren – jenem normalen Erregungszustand der willkürlichen Muskulatur, der selbst in der tiefsten Entspannung oder im Schlaf noch aufrechterhalten wird.

Mr. Enoch trat zurück, oder vielmehr: Er verschwand plötzlich und erschien ebenso plötzlich wieder in der Ecke, in der er zuvor gestanden hatte. Ein leises, rätselhaftes Lächeln spielte um seinen Mund.

Und jetzt traten geschäftig die Oberschwester und der Oberarzt der Chirurgie ein. Sie lächelten und unterhielten sich, als sei nichts geschehen – und es war ja wirklich nichts geschehen.

Die Oberschwester sagte, sie werde jetzt die Fäden entfernen, aber der Oberarzt unterbrach sie: «Wollen Sie sich Ihr Bein denn nicht *ansehen*? Immerhin haben Sie es ja seit über zwei Wochen nicht gesehen!»

Wollte ich das? Unbedingt, und leidenschaftlich gern; und dennoch hatte ich Angst und zuckte davor zurück, denn ich wußte nicht, welcher Anblick sich mir bieten würde. Und vermischt mit diesen beiden Gefühlen war ein eigenartiges Fehlen von Gefühlen, eine Art wirklicher oder abwehrender Gleichgültigkeit, so daß es mir fast egal war, was ich sehen würde.

Mit der Hilfe des Oberarztes richtete ich mich, auf einen Arm gestützt, auf und musterte mein Bein mit einem langen, langen Blick.

Ja, es war da! Das war nicht zu bestreiten! Der Gips war weder leer noch durch und durch massiv gewesen, wie ich es befürchtet hatte, und er hatte auch nicht eine Masse aus Erde oder Mist oder verfaulenden Hühnerknochen enthalten. Es war ein Bein darin gewesen, ein Bein von annähernd normaler Größe (wenn auch im Vergleich zu seinem Gegenstück stark abgemagert) und mit einer etwa dreißig Zentimeter langen, sauberen Narbe. Ein Bein – und doch kein Bein: Irgend etwas war hier ganz falsch. Ich war sehr beruhigt und gleichzeitig beunruhigt und bis in die Tiefen meines Wesens erschüttert. Denn obwohl es «da» war, war es eigentlich nicht da.

In einem normalen, faktischen Sinn war es tatsächlich «da»: Es war sichtbar, aber es war nicht lebendig, stofflich, wirklich «da». Was da vor mir lag, war kein wirkliches Bein, war überhaupt nichts Wirkliches, sondern ein bloßes Abbild. Ich war beeindruckt von der schönen, fast durchscheinenden Zartheit dieses Gliedes und von seiner absoluten, fast abstoßenden Unwirklichkeit. Es war vollendet geformt und leblos wie ein gelungenes Wachsmodell in einem Museum für Anatomie.

Vorsichtig streckte ich meine Hand aus, um es zu berühren – und die Berührung war ebenso unheimlich und fragwürdig wie der Anblick. Es sah nicht nur so aus, als sei es aus Wachs, sondern fühlte sich auch so an – fein modelliert, anorganisch und gespenstisch. Ich konnte die tastenden Finger auf dem Bein nicht spüren, und so drückte ich es, kniff hinein und zupfte ein Haar aus. Von alledem spürte ich so wenig, daß ich ein Messer hätte hineinstoßen können. Ich hatte absolut kein Gefühl. Ich hätte ebensogut einen leblosen Teig drücken und kneten können. Mir wurde klar, daß ich ein dem Anschein nach anatomisch vollkommenes Bein hatte, das fachmännisch operiert und komplikationslos verheilt war und mir dennoch von Anblick und Gefühl gespenstisch fremd war, eine leblose Attrappe, die an meinem Körper befestigt war. Wieder fiel mir der junge Mann ein, zu dem ich an jenem längst vergangenen Silvesterabend gerufen worden war, und ich dachte an sein bleiches, verängstigtes Gesicht und die Bestürzung, mit der er flüsterte: «Das ist nichts weiter als eine Fälschung. Es ist nicht echt. Es ist nicht meins.»

«Nun», sagte der Oberarzt, «Sie sehen es sich ja sehr genau an. Was halten Sie davon? Gute Arbeit, was?»

«Ja, ja», antwortete ich und versuchte verwirrt, meine Gedanken zu sammeln. «Ja, gute Arbeit, schön, wirklich schön. Ich danke und gratuliere Ihnen. Aber...»

«Aber...?» fragte er lächelnd.

«Es sieht gut aus, und chirurgisch betrachtet *ist* es wirklich gut.»

«Wie meinen Sie das, ‹chirurgisch betrachtet›?»

«Es *fühlt sich* nicht richtig *an*. Es fühlt sich... irgendwie komisch an, nicht richtig, so als ob es nicht mein Bein wäre. Es ist schwer in Worte zu fassen.»

«Machen Sie sich nur keine Sorgen», sagte der Oberarzt. «Wir haben hervorragend gearbeitet. Sie werden wieder herumspringen wie ein junges Fohlen. Die Oberschwester zieht jetzt die Fäden.»

Mit ihrem Tablett voller blitzender Instrumente trat die Oberschwester hinzu und sagte: «Es tut bestimmt nicht sehr weh, Doktor Sacks. Wahrscheinlich werden Sie nur ein Zupfen spüren. Wenn es weh tut, können wir Ihnen eine örtliche Betäubung geben.»

«Nur zu», antwortete ich. «Wenn es weh tut, melde ich mich.»

Aber zu meiner Überraschung schien sie sich nicht an die Arbeit zu machen, sondern hantierte auf äußerst seltsame und unverständliche Art und Weise mit Schere und Pinzette herum. Erstaunt sah ich ihr eine Weile zu und schloß dann die Augen. Als ich sie wieder aufschlug, hatte sie mit ihrem aberwitzigen Gefuchtel, bei dem es sich, wie ich annahm, um eine Art «Aufwärm-» oder Vorbereitungsübung handelte, aufgehört. Ich vermutete, daß sie nun darangehen würde, die Fäden zu ziehen.

«Fangen Sie jetzt an?» erkundigte ich mich.

Sie sah mich erstaunt an. «Ob ich jetzt anfange?» rief sie. «Ich bin doch fertig! Ich habe alle Fäden gezogen. Sie waren sehr gut, das muß ich sagen. Sie haben ruhig dagelegen wie ein Lämmchen. Sie müssen ein sehr stoischer Mensch sein. Hat es sehr weh getan?»

«Nein», antwortete ich. «Es hat überhaupt nicht weh getan. Und ich war auch nicht tapfer. Ich habe Sie gar nicht gespürt.

Ich habe überhaupt nichts gespürt, als Sie die Fäden gezogen haben.» Weil ich glaubte, das würde zu seltsam klingen, unterließ ich es zu sagen, daß mir gar nicht bewußt gewesen war, daß sie sie tatsächlich zog, ja daß ich mir auf ihre Bewegungen überhaupt keinen Reim hatte machen oder sie in irgendeine Beziehung zu mir hatte setzen können, weswegen ich sie ja auch irrtümlich als sinnloses «Gefuchtel» interpretiert hatte. Aber die ganze Angelegenheit verwirrte und erschütterte mich. Mir wurde nochmals vor Augen geführt, wie sehr mir mein Bein entfremdet war, wie «unvertraut», wie «entfernt» es war. Allein der Gedanke, daß ich die Oberschwester die charakteristischen Bewegungen des Schneidens und Ziehens von Fäden hatte machen sehen, ohne mir dabei etwas anderes denken zu können, als daß dies das «Aufwärmen» vor der «eigentlichen Arbeit» sei! Ihr Tun hatte bedeutungslos und unwirklich ausgesehen, wahrscheinlich weil das Bein sich bedeutungslos und unwirklich anfühlte. Und weil sich das Bein sinn-los (in allen Bedeutungen des Wortes), absolut sinnlos und so, als habe es überhaupt nichts mit mir zu tun, anfühlte, waren mir, als sie sich mit dem Bein beschäftigte, auch ihre Bewegungen sinnlos vorgekommen. So wie das Bein lediglich ein Schein war, waren mir auch ihre Gesten, die sie beim Ziehen der Fäden ausführte, wie ein bloßer Schein vorgekommen. Beides war auf einen sinnlosen Schein reduziert worden.

Als ich sah, daß meine schrecklichen Ängste und Hirngespinste unbegründet waren und mein Bein wenigstens dem äußeren Anschein nach intakt und vorhanden war, und als ich schließlich, nachdem Mr. Enoch meine Ferse angehoben hatte und das Knie fest und genau an seinem Platz geblieben war, zu meiner unendlichen Beruhigung feststellte, daß sich das Schreckgespenst des Kniegelenksverlustes, Dislokation und Exartikulation, in Luft aufgelöst hatte, überkam mich plötzlich eine grenzenlose Erleichterung, die so angenehm und überwältigend war und mein ganzes Wesen so durchdrang, daß ich das Gefühl hatte, in Seligkeit gebadet zu sein. Mit dieser plötzlichen angenehmen und tiefen Beruhigung, diesem unvermittelten und dramatischen Stimmungsumschwung, war das Bein ganz und gar umgewandelt und verändert. Es sah noch immer äußerst eigenartig und unwirklich aus. Es wirkte noch immer äußerst unlebendig. Aber während es mich zuvor an einen Leichnam erinnert hatte, ließ mich sein Anblick nun an einen Fetus, an etwas noch nicht Geborenes denken. Das Fleisch schien irgendwie durchscheinend und unschuldig wie Fleisch, dem der Lebensodem noch nicht eingehaucht worden ist.

Theoretisch war bisher nur das Fleisch vorhanden, anatomisch verheilt zwar, aber noch nicht wieder zur Tätigkeit erweckt. Da lag es: geduldig, weiß, noch unwirklich, und beinahe bereit, hinaus ins Leben zu treten. Das Gefühl, einen schrecklichen, unersetzlichen Verlust erlitten zu haben, verwandelte sich in das Gefühl eines mysteriösen «Schwebezustandes». Es befand sich in einem seltsamen Zwischenstadium, in einer geheimnisvollen Zone zwischen Tod und Geburt...

> ... zwischen zwei Welten, die eine tot,
> die andere unfähig, geboren zu werden.
> Arnold

Das Fleisch war immer noch so leblos wie Marmor, mochte aber, wie das marmorne Fleisch der Galatea, zum Leben erweckt werden. Und selbst der neue Gipsverband trug zu diesem Gefühl bei: Den alten hatte ich gehaßt, weil ich ihn verfault und widerwärtig gefunden hatte, aber den neuen, mit dem Mr. Enoch Lage um Lage mein neues, rosiges Bein sorgfältig verband, mochte ich auf Anhieb. Dieser Gips erschien mir elegant, wohlgeformt, ja geradezu schick. Noch wichtiger aber war, daß ich ihn als eine Art hilfreicher Schmetterlingspuppe ansah, die das Bein schützen und es ihm ermöglichen würde, sich voll zu entwickeln, bis schließlich der Zeitpunkt gekommen war, wo es schlüpfen und wiedergeboren werden konnte.

Als ich aus dem Gipsraum zum Aufzug gefahren wurde, der uns nach oben bringen sollte, hielten wir an den großen Fenstern an, die nun geöffnet waren. Der Himmel, der zuvor düster und voller dunkler Wolken gewesen war, hatte jetzt aufgeklart und war herrlich ruhig und heiter. Ich hatte das Gefühl, daß selbst die Elemente genau zur selben Zeit wie ich ihre Krise durchgemacht hatten. Alles hatte sich gelöst, das Firmament erstrahlte hell und blau. Eine milde Brise strich durch die großen Fenster, und als Sonne und Wind auf meiner Haut spielten, war ich wie berauscht. Zum erstenmal seit mehr als zwei Wochen – zwei Wochen, in denen ich voller Verzweiflung in meiner Zelle geschmachtet hatte – hatte ich eine sinnliche Berührung mit der Außenwelt. Und als ich in mein Zimmer zurückkehrte, klang mir Musik aus einem neuen Radio entgegen – herrlicher Purcell: «Dido und Äneas» –, und wie der Wind und die Sonne und das Licht war auch dies wie himmlischer Balsam für meine Sinne. Ich hatte das Gefühl, in die Musik einzutauchen, von ihr durchdrungen, geheilt und durch und durch belebt zu werden – göttliche Musik: Geist, Botschaft und Bote des Lebens!

Befreit von allen Ängsten und Spannungen, voller Gewißheit und Zuversicht, daß das Bein zu mir zurückkehren und ich wieder genesen und gehen würde – wenn auch nur Gott wußte, wann und wie –, fiel ich plötzlich in tiefen, seligen Schlaf. Ich schlief vertrauensvoll, geborgen wie in Abrahams Schoß. Es war ein sehr, sehr tiefer und dadurch heilsamer Schlaf, die erste wirkliche Ruhe seit dem Tag meines Unfalls, der erste Schlaf, der nicht durch gräßliche Alpträume und Schreckgespenster unterbrochen wurde. Es war der Schlaf der Unschuld, der Vergebung, des neuen Glaubens, der neuen Hoffnung.

Als ich erwachte, verspürte ich einen merkwürdigen Impuls, mein linkes Bein zu beugen, und im selben Augenblick: tat ich genau das! Es war eine Bewegung, die bisher unmöglich gewesen war, die die aktive Kontraktion des ganzen Quadrizeps erforderte – eine mir bislang unmögliche und unvorstellbare Bewegung. Und dennoch hatte ich sie innerhalb eines Moments gedacht und ausgeführt. Es hatte kein Erwägen, keine Vorbereitung, kein Nachdenken gegeben; ich hatte es nicht «versucht». Ich hatte einen blitzschnellen Impuls gespürt und war ihm blitzschnell gefolgt. Die Vorstellung, der Impuls, die Ausführung waren eins – ich konnte nicht sagen, was zuerst da war, es war alles gleichzeitig. Unvermittelt hatte ich «mich erinnert», wie man ein Bein bewegt, und im Augenblick des Erinnerns hatte ich es tatsächlich getan. Plötzlich hatte ich gewußt, was zu tun war, und im selben Augenblick hatte ich es getan. Dieses «Wissen, was zu tun war» hatte überhaupt nichts Theoretisches, sondern war ganz und gar praktisch, unmittelbar und zwingend. Und es war mir ohne die leiseste Überlegung oder Warnung zugefallen, ohne irgendeinen Vorsatz oder Plan meinerseits, sondern unvermittelt und spontan – aus heiterem Himmel.

Aufgeregt läutete ich nach der Schwester.

«Sehen Sie doch!» rief ich. «Ich hab's geschafft, ich kann es!»

Aber als ich es ihr vorführen wollte, geschah gar nichts. Das Wissen, der Impuls waren so plötzlich und unerklärlich wieder verschwunden, wie sie gekommen waren. Verwirrt und verdrossen widmete ich mich wieder meinem Buch – und dann, etwa eine halbe Stunde später und abermals ohne Absicht, ohne Plan, spürte ich mitten in einem Wort denselben Impuls. Der Impuls, der Gedanke, die Erinnerung kehrten blitzartig zurück, und ich bewegte mein Bein (sofern in dem Wort «bewegen» angesichts dieser gänzlich *un*überlegten, spontanen Bewegung, die sich «ereignete», nicht zuviel Überlegung mitschwingt). Einige Sekunden später aber war jede Regung wieder unmöglich. Und so ging es den Rest des Tages weiter. Die Fähigkeit zur Bewegung, der Gedanke der Bewegung, der Impuls der Bewegung kehrte ganz plötzlich zu mir zurück und verließ mich ebenso unvermittelt wieder, so wie einem ein Wort, ein Gesicht, ein Name oder eine Melodie «auf der Zunge» oder am Rand des Gesichts- oder Hörfeldes liegen und dann ganz plötzlich wieder verschwinden kann. Meine Fähigkeit, mein Bein zu bewegen, kehrte zurück, aber bislang war sie labil und unbeständig und noch nicht wieder fest in meinem Nervensystem oder meinem Geist verankert. Ich begann, mich zu erinnern, aber die Erinnerung kam und ging. Plötzlich wußte ich, und dann wieder wußte ich nicht – es erging mir, wie es einem Aphasiker mit Worten ergeht.

Der Ausdruck «ideomotorisch» schoß mir durch den Kopf. Die Zuckungen, die ich zuvor gehabt hatte, waren lediglich motorischer Natur gewesen, ein bruchstückhaftes Zucken und Verkrampfen eines gereizten Bündels aus Nerven und Muskeln, das in keinem Zusammenhang mit einem inneren Impuls, einem Gedanken oder einer Absicht stand. Sie hatten nichts mit *mir* zu tun, während diese hier, so unwillkürlich, spontan und unbeabsichtigt sie auch waren, ganz gewiß und in hohem Maße *meines Zutuns* bedurften. Das war nicht bloß «ein zuckender Muskel», sondern «*meine* Erinnerung», und die Ausführung dieser Bewegungen erforderte ebensosehr meinen Geist wie meinen Körper. Tatsächlich verbanden sie Geist und Körper; blitzartig wurde mir ihre wesensmäßige Einheit vorgeführt, die Einheit, die seit der Verletzung, welche die Verbindung unterbrochen hatte, verloren gewesen war.

Die ersten Worte des Chirurgen fielen mir wieder ein: «Bei Ihnen ist die Verbindung abgerissen. Wir werden sie wiederherstellen. Das ist alles.» Ich spürte nun, daß das, was für ihn einen örtlich begrenzten und anatomischen Bezug gehabt hatte, einen (wenn auch unbeabsichtigten) viel tieferen Sinn besaß – nämlich das, was E. M. Forster mit der Bemerkung: «Only connect» – «nur die Verbindung herstellen» gemeint hat. Denn nicht nur die Verbindung zwischen Nerven und Muskeln, sondern, als Folge davon, auch die natürliche und angeborene Einheit von Körper und Geist war aufgelöst. Der «Wille» war ebenso erschlafft wie Nerven und Muskeln. Der Geist war ebenso zerrissen wie der Körper. Beide waren gespalten und voneinander abgespalten. Und da «Körper» und «Seele» nur insofern einen Sinn haben, als sie vereint sind, wurden beide sinnlos, als sie nicht mehr miteinander verbunden waren. Bei diesen ideomotorischen Zuckungen erfolgte also, auch wenn sie nur einen Augenblick dauerten, eine überaus bedeutsame Wieder-Herstellung der Verbindung, eine Wieder-Vereinigung: die unwillkürliche, erschütternde Wieder-Vereinigung von Körper und Seele.

Und doch war dieser Wille sonderbar und extrem begrenzt. Zunächst einmal bewirkte er lediglich eine einzige, recht stereotype Bewegung nahe der Hüfte – und was für ein Wille ist das, der nur eine einzige Bewegung ausführen kann? Außerdem wurde er immer von einem eigenartig aufdringlichen und belanglosen «Impuls» oder «Zwang» begleitet. Ich las beispielsweise und war mitten in einem Satz, und meine Gedanken waren ganz woanders und beschäftigten sich mit nichts, was auch nur entfernt mit meinem Bein zu tun hatte, und da, ganz unvermittelt, kam dieser gebieterische und konkrete Zwang. Ich hieß ihn willkommen, ich genoß ihn und spielte mit ihm, und schließlich beherrschte ich ihn. Aber es waren ein Wille und ein Handeln höchst eigentümlicher Art, und das Ergebnis war eine seltsame Mischung aus unwillkürlichem Zukken und absichtlichem Tun.

Kürzlich mußte ich mich wegen einer Verletzung der Nakkenmuskulatur einer elektrischen Stimulierung unterziehen, wie sie mein Chirurg für die Behandlung des Quadrizeps vorgeschlagen hatte. Jedesmal wenn der Trapezmuskel stimuliert wurde, verspürte ich den plötzlichen Impuls, mit den Schultern zu zucken, als wollte ich sagen. «Na und?» Es fiel mir ein, mit den Schultern zu zucken, wie es einem eben manchmal einfällt – bloß daß dieser Einfall nur dann kam, wenn der Trapezmuskel faradisiert wurde. Ich fand dieses Erlebnis amüsant, faszinierend – und etwas erschreckend, denn es zeigte sehr deutlich, daß man das Gefühl oder die Illusion von freiem Willen haben kann, auch wenn der Impuls hauptsächlich physiologischer Natur ist. Bei diesen Gelegenheiten ist man praktisch *nur eine Marionette*: Man ist gezwungen zu reagieren, denkt jedoch, die Reaktion erfolge aus eigenem Antrieb. Heute glaube ich, daß dies auch bei diesen seltsamen, halb konvulsiven, pseudoabsichtlichen Zuckungen der Fall war. Ich glaube, es handelte sich dabei um willkürliche Funken oder Salven des nun genesenden neuromuskulären Apparats, der in den vorangegangenen fünfzehn Tagen inaktiv gewesen war und sich vielleicht in einem Schockzustand befunden hatte. Während des Wochenendes waren diese Salven sehr schwach, beschränkten sich auf einen kleinen Bereich und riefen nur kleine Faszikulationen oder fibrilläres Zittern in einzelnen Muskelsträngen hervor. Am Dienstag begann der ganze Muskel (einschließlich der Beckenstränge) so krampfartig und stark zu zucken, daß sich das ganze Bein ruckartig bewegte. Diese starken Kontraktionen – die Ähnlichkeit mit den starken Kontraktionen bei nächtlichen Schüttelkrämpfen oder Tics oder den starken Kontraktionen der faradisierten Trapezmuskeln hatten – stellten eine Art Kurschluß oder Stimulus des gesamten willkürlichen Nervensystems dar. Und offenbar ist eine Aktivierung eines wesentlichen Teils eines willkürmotorischen Muskels – ganz gleich wie mechanisch oder unwillkürlich diese erfolgt – unmöglich, ohne daß gleichzeitig ein Gefühl von «voluntas», von Willensausübung, stimuliert (oder simuliert) wird.

Vielleicht muß man zwischen verschiedenen Arten von Willen (einem passiv-zwanghaften und einem aktiv-überlegten) unterscheiden – des passiv-zwanghaften aber kann man Herr werden. So wurde das, was als marionettenhafte Zuckungen und zwanghafte Aktivität des Willens begann, im Laufe jenes Tages in aktive, gelenkte Willensakte verwandelt. Die empfindlichen Nervenstränge, die wieder zum Leben erwachten, sorgten für ihre eigene elektrische Stimulation, die zu konvulsiv-zwanghaften oder ticartigen Bewegungen des Beins führte, aus denen sich wiederum echte willentliche Handlungen entwickelten.

All dies war irgendwie die Umkehrung des Skotoms. Dort, so schien es mir, hatte ich gewollt – und es war nichts geschehen, so daß ich gezwungen war, eigentümliche Zweifel an mir zu äußern und mich ständig zu fragen: «Habe ich meinen Willen angestrengt? Besitze ich einen Willen? Was ist mit meinem Willen geschehen?» Und jetzt erlebte ich unvermittelt, ohne Vorsatz und aus heiterem Himmel, plötzliche zwanghafte oder krampfartige Willensakte.

Und doch war – welche Ironie! – diese Inversion oder Perversion oder Subversion des Willens eben das Mittel, durch das eine Genesung eingeleitet wurde. Ein physiologischer Zufall, eine Verletzung, hatte mich meines Willens beraubt, und zwar spezifisch und ausschließlich in Hinsicht auf das verletzte Bein, und nun diente ein anderer physiologischer Zufall, nämlich die Funken der zurückkehrenden Versorgung mit nervlichen Impulsen, dem Wiederaufleben des Willens in diesem Glied. Zuerst war ich willenlos gewesen, unfähig, über meinen Körper zu gebieten; dann war ich dem Willen unterworfen und wurde von ihm beherrscht wie eine Marionette; und nun schließlich konnte ich die Zügel wieder in die Hand nehmen und wahrheitsgemäß und voller Überzeugung sagen «Ich will» (oder «Ich will nicht»), wenn auch nur insofern, als es die Bewegungen meines Beines betraf.

Mittwoch, der 11., sollte *der Tag* sein – der Tag, an dem ich das Bett verlassen und wieder stehen und gehen dürfen sollte. Zum erstenmal seit meinem Unfall würde ich, so war zu hoffen, eine aufrechte Haltung einnehmen – und dies ist sowohl moralisch und existentiell als auch körperlich zu verstehen. Über zwei Wochen, achtzehn Tage lang, war ich kraftlos und hilfsbedürftig gewesen, und zwar in zweifacher Hinsicht: physisch infolge meiner Schwäche und Unfähigkeit, auf eigenen Beinen zu stehen, und moralisch durch meine Passivität und meine Situation als *Patient*, als ein Mann also, dessen Möglichkeiten eingeschränkt sind und der von seinem Arzt abhängig ist.

Diese Haltung, die Passivität des Patienten, währt so lange, wie der Arzt es anordnet, und ihr Ende kann erst in dem Augenblick, in dem man sich vom Bett erhebt, ins Auge gefaßt werden. Und dieser Augenblick kann nicht vorweggenommen, nicht erdacht, ja nicht einmal erhofft werden. Man kann nicht sehen, man kann sich nicht vorstellen, was außerhalb des Bettes liegt. Die Denkweise verwandelt sich ganz und gar in eine Denkweise des Bettes, des Grabes.

Bis zum eigentlichen Augenblick des Aufstehens ist es, als würde man sich nie mehr von seinem Bett erheben: Man ist (so spürt man) zu ewiger Bettlägerigkeit verurteilt.

> Ich kann mich nicht von meinem Lager erheben, ehe der Arzt mich dazu befähigt hat, ja ich kann ihm nicht einmal sagen, daß ich fähig bin, mich zu erheben, bevor er es mir nicht sagt. Ich tue nichts, ich weiß nichts von mir...

Und wenn das für John Donne galt, wenn das für jeden Patienten gilt, der verurteilt ist, im Bett zu liegen («Diese elende und, *wenngleich allen gemeinsame*, menschenunwürdige Lage...»), um wieviel mehr galt das, angesichts der eigentümlichen und spezifischen Art meiner Störung, für mich, der ich das Gefühl hatte, als habe man mir ein Bein amputiert, als hätte ich ein Bein verloren und nichts mehr, das mich aufrecht hielt...

Sich erheben, stehen, gehen stellt für jeden bettlägerigen Patienten eine elementare Herausforderung dar, denn die erwachsene, menschliche Haltung und die Bewegungen des aufrechten Gangs sind ihm nicht «zugestanden» worden, und so hat er sie vergessen. Ich meine jene physisch-moralische Haltung, die die Voraussetzung dafür ist, daß man auftritt, daß man eintritt für sich selbst, daß man geht und fortgeht – fort von Ärzten und Eltern, fort von denen, von denen man abhängig war und an die man sich geklammert hat, daß man abenteuerlustig aufbricht, mit frischen, ausgreifenden Schritten, die man lenkt, wohin man will.

Zu diesem allgemeinen Problem gesellte sich ein spezifisches: Ich war an einem Punkt angelangt, wo ich die Unversehrtheit, ja die Existenz meines Beines anzweifelte, und meine Verletzung gab Anlaß zu diesen seltsamen Zweifeln. Diejenigen, die nicht nur bettlägerig sind, sondern auch ein verletztes Bein haben, sehen sich speziellen und außerordentlichen Schwierigkeiten gegenüber, die schon Hippokrates vor zweieinhalbtausend Jahren genau und eindeutig beschrieben hat. Er berichtet von Patienten, die eine gebrochene Hüfte hatten und fünfzig Tage Bettruhe einhalten mußten. «Diese Kombination», bemerkt er, «dämpft die Phantasie, so daß ein solcher Patient sich nicht vorstellen kann, wie er das Bein bewegen, und viel weniger noch, wie er stehen soll; und wenn man ihn nicht dazu zwingt, wird er den Rest seines Lebens im Bett bleiben.» Ich mußte tatsächlich gezwungen werden, mich zu erheben, zu stehen und zu gehen – aber wie sollte ich diese Aufgabe bewältigen, und was würde in einem Fall wie dem meinen geschehen, bei dem über die üblichen Ängste, Hemmungen und Bedenken hinaus eine fundamentale Zerrissenheit und «Auflösung» des Beines, eine physiologische und zugleich existentielle Zerrissenheit und Auflösung gegeben war?

Hatte ich mich je in einer paradoxeren Situation befunden? Wie sollte ich stehen, wenn ich doch kein Bein hatte, auf dem ich stehen konnte? Wie sollte ich gehen, wenn mir doch die Beine fehlten, mit denen ich hätte gehen können? Wie sollte ich handeln, wenn das Instrument des Handelns auf ein träges, unbewegliches, lebloses weißes Ding reduziert war?

Besonders häufig dachte ich an ein bemerkenswertes Kapitel in A. R. Lurijas «The Man With a Shattered World», ein Kapitel, das die Überschrift «Der Wendepunkt» trägt. Dabei ging es für den Patienten im wesentlichen um das Wiedererlangen von «Musik»:

> Anfangs fiel ihm das Schreiben ebenso schwer, und vielleicht noch schwerer, als das Lesen. Der Patient hatte vergessen, wie man einen Stift hält oder Buchstaben malt. Er war völlig hilflos... Eines Tages machte er jedoch eine Entdeckung, die sich als Wendepunkt erwies: Schreiben konnte sehr einfach sein. Anfangs war er vorgegangen wie ein kleines Kind, das gerade erst schreiben lernt: Er hatte versucht, sich jeden Buchstaben vorzustellen, um ihn dann niederzuschreiben. Dabei hatte er bereits fast zwanzig Jahre lang geschrieben und brauchte sich nicht derselben Methoden zu bedienen wie ein Kind, brauchte nicht über jeden Buchstaben nachzudenken und zu überlegen, welche Striche er machen mußte. Für Erwachsene ist Schreiben eine automatische Fähigkeit, eine Abfolge von eingebauten Bewegungen, die ich «kinetische Melodien» nenne. Warum sollte er also nicht versuchen, sich der Fähigkeiten zu bedienen, die er noch besaß?... Er begann, auf diese Weise zu schreiben. Er brauchte sich nicht mehr mit jedem Buchstaben zu quälen und mußte nicht mehr versuchen sich zu erinnern, wie er geschrieben wurde. *Er konnte spontan, ohne nachzudenken, schreiben.*

Spontan! Spontan, ja das war die Lösung. Es mußte etwas Spontanes geschehen, sonst würde überhaupt nichts geschehen.

V. Solvitur ambulando

Jede Kranckheit ist ein musicalisches Problem – die Heilung eine musicalische Auflösung. Je kürzer und dennoch vollständiger die Auflösung – desto größer das musicalische Talent des Arztes.

Novalis, «Das allgemeine Brouillon» (1798/99), Nr. 386

Solvitur ambulando

Ich stand auf – oder vielmehr: Ich wurde von zwei kräftigen Krankengymnastinnen hochgehievt und auf die Beine gestellt. Mit den beiden stabilen Stützen, die man mir gegeben hatte, half ich ihnen dabei, so gut ich konnte. Wenn ich geradeaus sah, hatte ich weder eine Ahnung, wo mein linkes Bein war, noch irgendein definitives Gefühl, das mir seine Existenz anzeigte. Ich mußte hinuntersehen, denn Sehen war von entscheidender Bedeutung. Aber wenn ich das tat, fiel es mir einen Augenblick lang schwer, in dem «Objekt» neben meinem rechten Fuß meinen linken Fuß zu erkennen. Es schien in keiner Weise zu mir «zu gehören». Ich kam nicht auf den Gedanken, es zu belasten oder es irgendwie zu gebrauchen. So stand ich, oder wurde gestanden, aber nicht auf meinen Beinen, sondern gestützt durch Krücken und Krankengymnastinnen. Es herrschte eine seltsame und recht beklemmende Stille, jene absolute Stille, die vor bedeutsamen Ereignissen eintritt.

Diese Stille, diese Erstarrung, wurde durch energische Stimmen unterbrochen.

«Nun kommen Sie schon, Dr. Sacks! Sie können da nicht so stehenbleiben – wie ein Storch auf einem Bein. Sie müssen auch das andere gebrauchen und es belasten!»

«Welches ‹andere›?» war ich versucht zu fragen und wunderte mich, wie ich gehen, wie ich mich auf diesen gespenstischen Geleeklumpen, dieses Nichts, das schlaff von meiner Hüfte herabhing, stützen, geschweige denn es bewegen sollte? Und selbst wenn dieses groteske Anhängsel durch seine Schale aus Kalk tatsächlich in der Lage sein sollte, mich zu stützen, wie sollte ich dann «gehen», wenn ich vergessen hatte, wie man geht?

«Na los, Herr Doktor!» drängten mich die Krankengymnastinnen. «Sie müssen einen Anfang machen.»

Einen Anfang machen! Wie konnte ich das? Und doch mußte ich. Dies war der einzigartige Augenblick, in dem der Keim eines Anfangs gelegt werden mußte.

Ich konnte mich nicht dazu bringen, das linke Bein direkt zu belasten, weil das völlig undenkbar und überdies mit Ängsten besetzt war. Was ich tun konnte und tat, war, das rechte Bein anzuheben, so daß das linke (sogenannte) Bein mein Gewicht tragen oder unter mir nachgeben mußte.

Unvermittelt, ohne Vorwarnung, ohne irgendeine Vorahnung, stürzte ich in einen schwindelerregenden Strudel von Sinnestäuschungen. Bis zum Boden, der eben noch meilenweit entfernt gewesen war, waren es jetzt nur noch ein paar Zentimeter; der ganze Raum kippte plötzlich und drehte sich um seine Achse. Schockartig überkamen mich Verwirrung und Entsetzen. Ich hatte das Gefühl zu fallen und rief den Krankengymnastinnen zu: «Halten Sie mich fest, Sie müssen mich festhalten – ich bin völlig hilflos.»

«Beruhigen Sie sich», sagten sie. «Nicht nach unten sehen.»

Aber ich war äußerst unsicher auf den Beinen und mußte nach unten sehen. Und da bemerkte ich die Ursache meiner Verwirrung. Die Ursache war mein Bein, oder vielmehr: dieses Ding, diese nichtssagende Kalkröhre, die mir als Bein diente, diese kalkweiße Abstraktion eines Beines. Eben war diese Röhre Hunderte Meter lang gewesen, jetzt maß sie nur noch zwei Millimeter; eben war sie dick gewesen, jetzt war sie dünn; eben hatte sie sich dahin geneigt, jetzt neigte sie sich dorthin. Sie änderte ständig Form und Größe, Position und Winkel, und die Veränderungen erfolgten vier- bis fünfmal pro Sekunde. Das Ausmaß dieser Veränderung und Verwandlung war gewaltig: Zwischen zwei aufeinanderfolgenden «Bildern» konnte ein Sprung um ein Tausendfaches liegen...

Solange sowohl das Erschrecken über die Veränderungen als auch ihr Ausmaß so groß war, kam es für mich nicht in

Frage, irgend etwas zu tun, ohne von jemandem gestützt zu werden. Angesichts einer derartigen Unbeständigkeit der Erscheinungsformen, bei der alle Parameter unvorsehbare Sprünge in jeder Größenordnung machten, war ein weiteres Gehen unmöglich. Innerhalb von ein oder zwei Minuten (also nach mehreren hundert Verwandlungen) wurden die Veränderungen weniger ungestüm und sprunghaft, ohne jedoch an Häufigkeit abzunehmen. Die Umformungen und Verwandlungen der Kalkröhre wurden, auch wenn sie noch immer gewaltig waren, abgemildert und gedämpft und begannen, sich in annehmbaren Grenzen zu halten.

In diesem kritischen Augenblick also entschloß ich mich zu einem ersten Schritt. Außerdem wurde ich ja von den beiden Krankengymnastinnen gedrängt, ja geradezu mit sanfter Gewalt vorwärts geschoben. Sie hatten meine Verwirrung bemerkt und zeigten ein gewisses Mitgefühl, hatten aber (so meine Vermutung, die sich später bestätigte) nicht die leiseste Ahnung, was ich in diesem Augenblick erlebte und mit welchen Schwierigkeiten ich zu kämpfen hatte. Es war gerade noch vorstellbar (dachte ich jetzt), daß man lernen konnte, mit einem solchen Bein umzugehen – obwohl das der Bedienung eines außerordentlich instabilen roboterhaften Mechanismus gleichkam, der sich ständig auf eine konstruktionsbedingt unwahrscheinliche und unvorhersehbare Weise veränderte. Aber konnte man in einer Welt, einer Wahrnehmungswelt, deren Gestalt und Größe sich unablässig wandelte, tatsächlich auch nur einen einzigen gelungenen Schritt tun?

Sobald der Tumult der Empfindungen und Erscheinungen losbrach, hatte ich das Gefühl einer Explosion, einer absoluten Wildheit und Unordnung, das Gefühl, daß etwas überaus Willkürliches und Anarchisches am Werk war. Aber *was* konnte eine solche Explosion in meinem Verstand auslösen? War es möglich, daß es sich um eine lediglich sensorische Explosion handelte, die von meinem Bein, das jetzt zum erstenmal gezwungen war, mein Gewicht zu tragen, zu stehen und zu funktionieren, ausging? Aber dafür waren die Wahrnehmungen zweifellos zu komplex. Sie hatten etwas von Konstrukten, und nicht von «ungefilterten Empfindungen», «Sinnesdaten» usw. an sich. Sie hatten etwas von Hypothesen, von Raum, von jener elementaren Anschauung a priori, ohne die keine Wahrnehmung, keine Gestaltung der Welt möglich wäre. Es herrschte nicht ein Chaos der Wahrnehmung, sondern ein Chaos des der Wahrnehmung vorangehenden Raumes und Maßes. Ich hatte das Gefühl, daß ich, noch während ich mich in diesem Chaos befand, zum Zeugen der Festlegung von Maßen, der Vermessung einer Welt wurde.

Und diese Wahrnehmung, besser: Vor-Wahrnehmung oder Intuition, hatte nicht im entferntesten etwas mit mir zu tun, sondern schritt auf ihre ganz eigene außergewöhnliche und unerbittliche Weise fort. Ihr Vorgehen war und blieb von Anfang an im wesentlichen willkürlich, wurde aber durch eine Art Vergleichen oder Versuchen, ein Anvisieren oder Raten, vielleicht durch einen Prozeß von Versuch und Irrtum gemildert, durch eine wunderbare und doch irgendwie mechanische Art der Berechnung, an der ich nicht im mindesten beteiligt war. Ich war anwesend, ja, aber nur als Beobachter, als bloßer Zuschauer bei einem Urereignis oder «Urknall», der den Beginn des inneren Raumes, des Mikrokosmos in mir, markierte. Ich machte diese Veränderungen nicht aktiv, sondern passiv durch, und so konnte ich miterleben, wie es war, bei der Gründung einer Welt, bei der uranfänglichen Festlegung ihrer Maße und ihrer Ausdehnung dabeizusein. Vor mir, in mir geschah ein echtes Wunder. Aus dem Nichts, aus dem Chaos entstand Maß. Die springenden, flackernden Maßeinheiten näherten sich an einen Durchschnitt, an eine Urskala, an. Ich war von schrecklicher Angst, aber auch von Ehrfurcht und einer Heiterkeit des Gemüts erfüllt. In mir schien eine kosmische Mathematik am Werk zu sein, die eine unpersönliche mikrokosmische Ordnung herstellte.

Mit einemmal fielen mir Gottes Fragen an Hiob ein: «Wo warest du, als ich die Erde gründete?... Weißt du, wer ihr das Maß gesetzt hat?» Und mit heiliger Scheu dachte ich: Ich bin da, ich habe es gesehen. Die Bilder, die flackernden Bilder, ließen mich an Planck und Einstein denken und daran, daß Quantenhaftigkeit und Relativität möglicherweise aus demselben Ereignis hervorgegangen sind. Ich hatte das Gefühl, die

«Vor-Plancksche Zeit» meiner selbst zu erfahren, jene unvorstellbare Zeit, von der die Kosmologen sprechen, diese ersten 10^{-45} Sekunden nach dem «Urknall», wenn der Raum noch unstabil, flackernd, quantenhaft ist: die Vorbereitungszeit, die dem Einsetzen der wirklichen Zeit vorausgeht.

Ich stand reglos, gebannt, wie angewurzelt da, zum Teil weil das Schwindelgefühl jede Bewegung unmöglich machte, zum Teil vielleicht auch, weil ich von diesen Betrachtungen völlig in Anspruch genommen war. Meine Seele erstarrte in Verzückung über dieses Wunder. Das ist das Wunderbarste, was ich je erlebt habe, dachte ich. Diesen herrlichen Augenblick darf ich nie vergessen. Und ich kann das unmöglich für mich behalten. Und unmittelbar nach diesen Gedanken fielen mir weitere Worte aus dem Buch Hiob ein. «Ach, daß meine Reden geschrieben würden! ach, daß sie in ein Buch gestellt würden!» In diesem Augenblick wußte ich, daß ich meine Erfahrungen in einem Buch beschreiben mußte.

Nie habe ich eine solche Schnelligkeit der Gedanken erlebt, nie eine solche Schnelligkeit der Wahrnehmung – und dabei erfordert die Wiedergabe so viel Zeit. Ich denke an die zurückkehrenden Empfindungen im Bein und in den höheren, unbenutzten Systemen der Koordination und wie sie, die zunächst so ungestüm und chaotisch waren, durch eine Methode von Versuch und Irrtum kalibriert und korrigiert wurden; ich denke daran, wie mein Geist von einer Flutwelle von verschiedenen Wahrnehmungen und Wahrnehmungshypothesen und -berechnungen, die mit unvorstellbarer Geschwindigkeit aufeinander folgten, überrollt wurde.

Ich muß ein seltsames Bild für die beiden freundlichen Krankengymnastinnen abgegeben haben, die wahrscheinlich einen offensichtlich unsicheren, schwankenden, verwirrten Mann sahen, der, nachdem sein Gesicht anfangs Bestürzung verraten hatte, nach und nach sein Gleichgewicht fand, der zunächst verwirrt und ängstlich, dann fasziniert und gespannt und schließlich froh und von innerem Frieden erfüllt war.

«Sie sind ja wie ausgewechselt, Dr. Sacks», sagte eine von ihnen. «Wie wär's jetzt mit einem ersten Schritt?»

Der erste Schritt! Bei meinen Anstrengungen zu stehen, mich unter Kontrolle zu bekommen, hatte ich nur an Festhalten, Überleben, Stehen und noch nicht an Bewegung gedacht. Jetzt, fand ich, konnte ich einmal versuchen, mich in Gang zu setzen. Und ich wurde gedrängt, vielleicht sogar sanft geschoben von den beiden Krankengymnastinnen, die eines mit Sicherheit wußten: daß man «weitermachen» muß, daß man fortfahren und den ersten Schritt tun muß. Sie wußten – es war ein kostbares Wissen, das der Verstand jedoch vergessen kann –, daß es nie einen Ersatz für das *Tun* geben kann, daß «am Anfang die Tat» steht und daß es keine Hinführung, keine Anleitung zum Tun gibt, es sei denn das Tun selbst.

Mein erster Schritt! Das war leichter gesagt als getan.

«Also, Dr. Sacks, worauf warten wir noch?»

«Ich kann das Bein nicht bewegen», antwortete ich. «Ich weiß nicht, wie ich das machen soll. Ich habe keine Ahnung, wie ich den ersten Schritt machen soll.»

«Warum?» fragte sie. «Gestern konnten Sie eine Beugebewegung an der Hüfte ausführen. Sie haben sich so darüber gefreut – und jetzt können Sie keinen Schritt machen!»

«Im Bett liegen und das Bein beugen, ist eine Sache», antwortete ich, «aber den ersten Schritt machen ist etwas ganz anderes.»

Sie bedachte mich mit einem langen Blick und rückte, da sie einsah, wie sinnlos Erklärungen waren, ohne etwas zu sagen, mit Hilfe ihres Beines mein Bein ein Stück vor, schob es in eine neue Position, so daß es notgedrungen eine Art Schritt machte. Von da an wußte ich, was ich tun mußte. Man konnte es mir nicht erklären, aber wenn man es mir zeigte, begriff ich sofort; und sie zeigte mir, wie eine solche Bewegung ablief, so wie die anfangs unwillkürliche und ticartige Flexion mir am Tag zuvor gezeigt hatte, wie eine Hüftbeugung auszuführen war. So konnte ich, nachdem es mir gezeigt worden war, meinen Willen daransetzen und die Bewegung aus eigener Kraft und aktiv ausführen. Sobald der erste Schritt, selbst wenn es sich um einen künstlichen und nicht spontanen «Schritt» handelte, getan war, sah ich, was ich tun mußte – wie ich die Hüfte so beugen konnte, daß das Bein einen annehmbar weiten Schritt machte.

Ich stellte fest, daß ich, um beurteilen zu können, was ein «annehmbar weiter Schritt» in eine «annehmbare Richtung» war, gänzlich auf äußerliche, visuelle Orientierungspunkte angewiesen war – Markierungen auf dem Boden oder solche, die sich in einem bestimmten Winkel zur Wand oder zu den Möbelstücken befanden. Ich mußte jeden Schritt bis ins letzte und im voraus berechnen und dann das Bein vorsichtig und tastend vorwärts bewegen, bis es den Punkt erreicht hatte, den ich berechnet hatte und der mir sicher erschien.

Warum «ging» ich auf diese groteske Weise? Weil ich, wie ich feststellte, keine andere Wahl hatte. Wenn ich nämlich das Bein «seine Bewegungen selbst ausführen» ließ und nicht zu Boden sah, konnte es sein, daß es sich wenige Zentimeter oder über einen Meter weit bewegte, und das auch noch in die falsche Richtung, zum Beispiel seitwärts oder, und dies häufiger, wahllos in alle möglichen Richtungen. Bevor mir klar wurde, daß ich seine Bewegungen im voraus «programmieren» und dann ständig überwachen mußte, ging es tatsächlich mehrmals «verloren» und brachte mich fast zu Fall, weil es irgendwie zurückblieb oder meinem gesunden rechten Bein in die Quere kam.

Das Gefühl der Unwirklichkeit war noch immer übergroß. Ich ging nicht mit «meinem Bein», sondern mit einer riesigen, plumpen Prothese (oder Hypothese), einem bizarren Anhängsel, einer beinförmigen Kalkröhre, die obendrein noch immer fortwährend flackernd ihre Größe und Form veränderte, so daß es war, als bediente ich mich eines besonders unbeholfenen und unstabilen Robotermechanismus, eines absolut lächerlichen künstlichen Beins. Ich kann, außer auf diese unvollkommene Weise, nicht sagen, wie seltsam dieses Pseudogehen war, wie vollkommen jedes Gespür dafür fehlte und wie es umgekehrt übermäßig mit einer peniblen mechanischen Exaktheit und Vorsicht befrachtet war. Ich fand, daß diese Angelegenheit äußerst komplizierte, mühselige und ermüdende Berechnungen erforderte. Es war wohl eine Art von Fortbewegung, aber eine unnatürliche, unmenschliche. Das soll Gehen sein? dachte ich, und dann, mit einem Anflug von schrecklicher Angst: Werde ich mich für den Rest meines Lebens damit abfinden müssen? Werde ich nie mehr das *Gefühl* haben, wirklich zu gehen? Werde ich nie mehr wissen, wie sich ein natürlicher, spontaner, freier Gang anfühlt? Werde ich von jetzt an gezwungen sein, jede Bewegung vorher zu bedenken? Muß denn alles so komplex sein – kann es nicht einfach sein?

Und plötzlich ertönte inmitten der Stille, dem stummen Zucken bewegungsloser, eingefrorener Bilder, Musik, herrliche Musik: Mendelssohn, *fortissimo*! Leben, berauschende Bewegung! Und ebenso plötzlich stellte ich fest, daß ich, ohne nachzudenken, ohne es in irgendeiner Weise zu beabsichtigen, mühelos und *mit* der Musik gehen konnte. Und ebenso plötzlich, genau in dem Augenblick, in dem diese innere Musik begann, jenes Mendelssohn-Konzert, daß meine Seele heraufbeschworen und halluziniert hatte, und in ebenjenem Moment, in dem meine «motorische» Musik, meine kinetische Melodie, mein Gang zurückkehrte – in genau diesem Moment *kehrte auch mein Bein zurück*. Mit einemmal, ohne Vorwarnung und völlig übergangslos fühlte sich das Bein lebendig, wirklich und zu mir gehörig an, und zwar genau in dem Augenblick, in dem diese spontane Belebung, das Gehen, die Musik erfolgte. Ich war gerade dabei, vom Korridor wieder in mein Zimmer zurückzukehren, als aus heiterem Himmel dieses Wunder geschah – die Musik, das Gehen, die Verwirklichung meines Beines, alles gleichzeitig. Und ebenso unvermittelt war ich plötzlich absolut sicher: Ich *glaubte* an mein Bein, ich *wußte*, wie man geht ...

Ich sagte zu den Krankengymnastinnen: «Gerade ist etwas Ungewöhnliches passiert. Ich kann jetzt gehen. Lassen Sie mich los, aber bleiben Sie für alle Fälle bei mir.»

Und trotz meiner Schwäche, trotz des Gipses, trotz der Stützen, trotz aller Widrigkeiten ging ich tatsächlich leicht, automatisch, spontan, melodisch, und meine eigene, persönliche Körpermelodie, die irgendwie durch die Mendelssohnsche Melodie geweckt worden und mit ihr verbunden war, kehrte zurück.

Ich ging mit Stil, mit meinem unnachahmlichen eigenen Stil. Diejenigen, die mir dabei zusahen, bestätigten meinen Eindruck. «Vorher sind Sie mechanisch, wie ein Roboter gegangen», sagten sie, «aber jetzt gehen Sie wie ein Mensch. Ja, Sie gehen wie Sie selbst.»

Es war, als ob mir plötzlich wieder eingefallen wäre, wie man geht. Nein, nicht «als ob» – *mir war wieder eingefallen, wie man geht.* Ganz unvermittelt waren mir der natürliche, unbewußte Rhythmus, die Melodie des Gehens wieder eingefallen; ich hatte mich ihrer plötzlich wie einer einst vertrauten, aber lange vergessenen Weise erinnert, und sie war mit dem Rhythmus und der Melodie des Mendelssohn-Konzertes zurückgekehrt. In diesem Augenblick hatte ein abrupter und absoluter Sprung stattgefunden, kein Prozeß, keine langsame Entwicklung, sondern ein plötzlicher Übergang vom unbeholfenen, künstlichen, mechanischen Gehen, bei dem jeder Schritt bewußt hatte berechnet, geplant und ausgeführt werden müssen, zu einer unbewußten, natürlich-eleganten, musikalischen Bewegung.

Wieder dachte ich sofort an Zazetsky in «The Man With a Shattered World» und *seinen* «Wendepunkt», den Lurija beschrieben hat: die plötzliche Entdeckung, die er eines Tages machte, daß nämlich das Schreiben, das für ihn bis dahin schrecklich schwierig gewesen war, weil er jeden Buchstaben, jeden Strich mühsam malen mußte, ganz einfach sein konnte, wenn er nur losließ und sich, ohne nachzudenken oder sich zurückzuhalten, dem natürlichen Fluß, der Melodie, der Spontaneität dieser Tätigkeit hingab. Und dann fielen mir zahllose, wenn auch weniger spektakuläre Erfahrungen ein, die ich selbst gemacht hatte, als ich zum erstenmal gerannt oder geschwommen war und zuerst jeden Schritt, jeden Zug abgemessen und berechnet und dann von einem Moment auf den anderen entdeckt hatte, daß ich «hineingekommen» war, daß ich geheimnisvollerweise und ohne es auch nur im geringsten zu versuchen, «den Dreh», «den Rhythmus», «das Gefühl» dieser Tätigkeit gefunden hatte und sie nun perfekt und mit Leichtigkeit, ohne jede bewußte Berechnung oder Planung, ausführen konnte, indem ich mich einfach ihrem Tempo, Schwung und Rhythmus hingab. Diese Erfahrung war so gewöhnlich, daß ich kaum je darüber nachgedacht hatte, aber nun, das wurde mir plötzlich klar, war sie von grundlegender Bedeutung.

Wäre mir der Gedanke gekommen, daß das zeitliche Zusammentreffen von Gehvermögen, verbunden mit der Wiederfindung meines Beins, und dem Mendelssohn-Konzert eine Laune, ein bloßer Zufall ohne besondere Bedeutung sein könnte, so wäre er vierzig Sekunden später ad absurdum geführt worden, als ich, voller Selbstvertrauen ausschreitend, einen plötzlichen, unerwarteten Rückfall erlitt und mit einemmal meine kinetische Melodie vergaß und nicht mehr wußte, wie man geht. In diesem Moment hörte das innere Abspielen des Mendelssohn-Konzertes auf, so unvermittelt, als habe man die Nadel von der Platte gehoben, und im selben Augenblick war es auch mit meinem Gehen vorbei. Das Bein hörte auf, fest und wirklich zu sein, und verfiel wieder in sein kinematisches Delirium, jene schrecklichen, regellosen, sprunghaften Veränderungen von Form, Größe und Bezugsrahmen. Sobald die Musik aufhörte, war auch das Gehen unmöglich, und das Bein löste sich in flackernde Phantombilder auf. Wie hätte ich an der Bedeutung dieses Zusammenhangs zweifeln können? Die Musik, das Handeln, die Realität – das alles gehörte zusammen.

Wieder war ich hilflos und konnte mich kaum auf den Beinen halten.

Die beiden Krankengymnastinnen führten mich zu einem Geländer, an dem ich mich mit aller Kraft festklammerte.

Mein linkes Bein baumelte kraftlos hin und her. Ich berührte es, und es hatte keinen Tonus und fühlte sich unwirklich an.

«Keine Angst», sagte die eine Krankengymnastin. «Das ist nur eine lokale Ermüdung. Gönnen Sie den Nervenenden ein bißchen Ruhe, dann ist gleich alles wieder in Ordnung.»

Ich stützte mich halb auf mein gesundes Bein und halb auf das Geländer und ließ das linke Bein ausruhen. Das Delirium ließ nach, die Pendelschläge des Beins wurden kleiner, waren aber von Zuckungen begleitet. Nach etwa zwei Minuten hatte sich wieder eine ausreichende Stabilität eingestellt. Gestützt auf die beiden Krankengymnastinnen, setzte ich meinen Weg fort. Und jetzt, so plötzlich wie beim erstenmal, kehrte die Musik ein zweites Mal zurück, und mit ihr das spontane, automatische Gehen, der Tonus und die Wirklichkeit des Beines. Glücklicherweise waren es nur ein paar Schritte bis zu meinem Zimmer, und es gelang mir, die Musik und die Musikalität der

Bewegung beizubehalten, bis ich, erschöpft, aber triumphierend, meinen Stuhl und von dort aus mein Bett erreicht hatte.

Als ich im Bett lag, war ich vor Freude außer mir. Es schien ein Wunder geschehen zu sein. Die Körperlichkeit meines Beines und das Vermögen, wieder zu stehen und zu gehen, waren mir zurückgegeben worden und wie ein Segen über mich gekommen. Jetzt, da ich wieder mit meinem Bein vereint war – mit einem Teil meiner selbst, der ausgestoßen und in die Vorhölle geworfen worden war –, war ich von zärtlichen Gefühlen für es erfüllt und streichelte den Gipsverband. Mein verlorenes Bein war wieder zurückgekehrt, und ich war von einer überwältigenden Wiedersehensfreude erfüllt. Das Bein war wieder nach Hause, zu mir zurückgekommen. Mitten in einer Bewegung hatte mein Körper Schaden genommen, und erst jetzt, da er sich als Ganzes wieder bewegen konnte, empfand er sich auch wieder als ein Ganzes.

Bis zum Einsetzen der inneren Musik hatte es keinerlei Gefühl gegeben – das heißt, die Phänomene selbst waren nicht mit eigentlichen Gefühlen besetzt gewesen. Das war während der wenigen, von phantastischen, kaleidoskopischen, aufblitzenden Visionen erfüllten Minuten besonders deutlich geworden. Es war eine spektakuläre Vorführung gewesen, die spektakulärste, die ich je in meinem Leben gesehen hatte; aber es war lediglich ein Spektakel gewesen, und ich nur ein Zuschauer. Es gab kein «Eindringen» und auch keine Möglichkeit dazu, oder auch nur den Gedanken daran, in diese rein sensorischen und intellektuellen Phänomene einzudringen. Man betrachtete sie so, wie man ein Feuerwerk oder den Himmel betrachten würde. Man konnte sagen, daß sie eine kalte, unpersönliche Schönheit besaßen, die Schönheit der Mathematik, der Astronomie, des Himmels.

Und dann wurde dieser kalte, sternenübersäte, unpersönliche Kosmos und der gleichfalls kalte und unpersönliche Mikrokosmos des Geistes ganz plötzlich und ohne Vorwarnung von *Musik* erfüllt, von warmer, schwungvoller, lebendiger, berührender, persönlicher Musik. Sie war, wie ich es am Wochenende geträumt hatte, eine göttliche Botschaft und eine Botschafterin des Lebens. Sie war ihrem Wesen nach belebend

– Kant hatte sie «die belebende Kunst» genannt –, und sie beflügelte meine Seele und damit auch meinen Körper, so daß ich plötzlich und spontan zur Bewegung, zu meiner eigenen Wahrnehmungs- und Bewegungsmelodie erweckt und durch die Lebendigkeit der Musik in mir ins Leben zurückgerufen wurde. Und in diesem Augenblick, in dem der Körper Bewegung wurde, wurde das Fleisch belebt und lebendig und verwandelte sich in leibhaftige, greifbare Musik. Alles an mir, Körper wie Seele, wurde in diesem Augenblick zu Musik:

> «weil du selbst die Musik bist,
> Solange sie forttönt.»
>
> T. S. Eliot

In diesem Augenblick, mit diesem Sprung von einem kalten Flackern und Zucken in den warmen Strom der Musik, den Strom des Handelns, den Strom des Lebens, wurde alles grundlegend verändert. Das Delirium, das Pandämonium, das Kaleidoskop, das Kino, all dies war seinem Wesen nach unbelebt und unzusammenhängend, während der Strom der Musik, des Handelns, des Lebens, seinem Wesen nach ganz und gar und unteilbar ein Strom, ein organisches Ganzes war, das keine Brüche oder Nahtstellen aufwies, sondern deutlich gegliedert und auf das Leben abgestimmt war. Ein ganz neues Prinzip – das, was Leibniz ein «neues *tätiges* Prinzip der Einheit» nannte – begann zu wirken, eine Einheit, die nur in Aktivität vorhanden ist und nur durch sie zustande kommt.

Das Wunderbare war diese himmlische Leichtigkeit und Sicherheit: Ich wußte, was ich tun mußte, ich wußte, was als nächstes kam, ich wurde ohne jede bewußte Überlegung oder Berechnung von dem unablässigen Strom der Musik, von meinem ganzen Gefühl getragen. Und dies war es auch, was sich so sehr, so absolut von dem komplizierten und erschöpfenden Berechnungen, die ich zuvor hatte anstellen müssen, unterschied – von diesem Gefühl, daß alles im voraus berechnet und in Form von Programmen, Strategien, Verfahrensweisen ausgearbeitet werden mußte und nichts einfach und ohne nachzudenken *getan* werden konnte. Die Freude am reinen Tun, seine Schönheit, seine Schlichtheit, war eine Offenbarung: Es war die einfachste, natürlichste Sache der Welt – und doch versagten vor ihr selbst die komplexesten Berechnungen und Programme. Hier, durch Tun, erlangte man auf einen Schlag Sicherheit, und zwar durch eine Gnade, die die komplexesten Berechnungen überstieg oder sie vielleicht auch einschloß und dann transzendierte. Jetzt fühlte sich alles einfach richtig an, alles *war* richtig, alles Handeln war mühelos, aber mit einem ihm innewohnenden Gefühl der Leichtigkeit und der Freude.

Was also war es, das plötzlich – verkörpert durch Musik, herrliche Musik, Mendelssohns *fortissimo* – zurückgekehrt war? Es war die triumphale Rückkehr des reinen, lebendigen «Ichs», das ich während meiner zwei Wochen im Abgrund und der zwei Minuten im Delirium verloren hatte; nicht das geisterhafte, denkende, solipsistische «Ich» Descartes', das nie fühlt, nie handelt, das nicht *ist* und nichts *tut* – nein, nicht dies, nicht diese Ohnmacht, diese mentalistische Fiktion. Was zurückkehrte, was sich so fühlbar, so herrlich ankündigte, war ein dichtes, kraftvolles Fühlen und Handeln, das einem ursprünglichen, befehlenden, wollenden «Ich» entsprang. Die Phantasmagorie, das Delirium, besaß keine Ordnung, keinen Mittelpunkt. Mit der Musik kam eine Ordnung, ein Mittelpunkt ins Spiel, und Ordnung und Mittelpunkt allen Handelns war eine wirkende Kraft, ein «Ich». Was sich in diesem Augenblick einstellte, überstieg das Körperliche, das jedoch sogleich in ein nahtloses, perfektes Ganzes eingeordnet und reorganisiert wurde. Dieses neue, über das Körperliche hinausgehende Prinzip war Gnade. Ohne daß ich darum gebeten hatte, hatte Gnade in das Geschehen eingegriffen, den Mittelpunkt eingenommen und alles verwandelt. Die Gnade war, wie sie es immer tut, in den genauen Mittelpunkt der Dinge eingetreten, in den verborgenen, innersten, unerreichbaren Mittelpunkt, und hatte sofort alle Erscheinungen koordiniert und ihrem Willen unterworfen. Das bewirkte, daß der nächste Schritt klar, sicher und natürlich war. Gnade war die Voraussetzung und das Wesen allen *Handelns*.

Solvitur ambulando: Die Lösung für das Problem des Gehens ist – Gehen. Die einzige Möglichkeit, etwas zu tun, ist – es zu tun. Der Schlüssel zu diesem Paradox ist das Mysterium der

Gnade. Hier fanden Denken und Handeln ihre Grenzen und ihren Frieden. Dies waren die ereignisreichsten und entscheidendsten zehn Minuten meines Lebens gewesen.

VI. Genesung

Die Dankbarkeit strömt fortwährend aus, als ob eben das Unerwartetste geschehn sei, die Dankbarkeit eines Genesenden, – denn die *Genesung* war dieses Unerwartetste. «Fröhliche Wissenschaft»: das bedeutet die Saturnalien eines Geistes..., der jetzt mit einem Male von der Hoffnung angefallen wird, von der Hoffnung auf Gesundheit, von der *Trunkenheit* der Genesung... nach langer Entbehrung und Ohnmacht, das Frohlocken der wiederkehrenden Kraft, des neu erwachten Glaubens an ein Morgen und Übermorgen, des plötzlichen Gefühls und Vorgefühls von Zukunft, von nahen Abenteuern, von wieder offnen Meeren, von wieder erlaubten, wieder geglaubten Zielen.

Friedrich Nietzsche, «Die fröhliche Wissenschaft»,
Vorrede zur zweiten Ausgabe

Genesung

Freiheit! Jetzt plötzlich konnte ich wieder gehen, war ich frei. Jetzt plötzlich war ich ganz, war ich gesund. Wenigstens konnte ich spüren, wie sich Ganzheit, Gesundheit anfühlte, wo zuvor doch beides unvorstellbar, jenseits des Denkens und Hoffens gewesen war. Jetzt plötzlich, beim Gehen, erfuhr ich wieder eine körperliche oder animalische Freiheit – vielleicht die Vorstufe für jede andere Freiheit. Jetzt plötzlich eröffneten sich Ausblicke, wo ich, obwohl mir das kaum bewußt gewesen war, zuvor nichts gesehen hatte. Als sei ich gelähmt, hatte ich praktisch bewegungslos achtzehn Tage lang in meinem Zimmer gelegen oder gesessen, achtzehn Tage, angefüllt mit intensivem Nachdenken, aber ohne *Handeln* oder *Gehen*. Ich hatte nicht die Freiheit, die körperliche Freiheit besessen, zu gehen oder etwas zu tun. Jetzt aber konnte ich, wie durch ein Wunder, stehen, und einfach durch das Stehen, dadurch, daß ich stehen konnte, hatte meine «Position» in jeder Hinsicht eine einschneidende Veränderung erfahren.

In den ersten Augenblicken des Gehens und Stehens – oder vielmehr: in dem Augenblick, der unmittelbar darauf folgte – stellte ich fest, daß ich mich vollkommen verwandelt fühlte: Ich lag nicht mehr darnieder, war nicht mehr passiv und abhängig wie ein Patient, sondern hielt mich aufrecht und war aktiv und in der Lage, mich einer neuen Welt zu stellen – einer wirklichen Welt, *einer Welt, die jetzt möglich war*, anstelle der trügerischen Halbwelt der Beschränkung und des Daseins als Patient, in der ich gewesen war. Ich konnte aufstehen, ausschreiten, aus und ein gehen – aus der Beschränkung und dem Dasein als Patient in eine wirkliche Welt, ein wirkliches Selbst, deren Existenz ich unglaublicherweise, verhängnisvollerweise, halb vergessen hatte. Ja, während ich in Beschränkung, Untätigkeit, Unbeweglichkeit, in den Tiefen des Skotoms und der Verzweiflung, in der Finsternis einer unendlichen Nacht geschmort hatte, hatte ich vergessen, konnte ich mir nicht mehr vorstellen, wie sich das Tageslicht anfühlte.

Als ich wieder in meinem Zimmer auf dem Bett saß, umarmte ich das gerettete Bein, oder vielmehr den Gipsverband, denn selbst er schien jetzt, durchdrungen von der Lebendigkeit des Beines, zu leben. «Du liebes altes Ding, du Wonneding», hörte ich mich sagen. «Du bist zurückgekehrt, du bist wirklich, du bist jetzt wieder ein Teil von mir.» Seine Wirklichkeit, seine Gegenwart, die Liebe, die es in mir weckte – das alles war eins. Ich betrachtete es mit einer Art von Seligkeit und erfüllt von einem Gefühl intensiver Körperlichkeit, die jedoch strahlend und fast übernatürlich war – nicht mehr ein unheimlicher, gespenstisch-geisterhafter Teig, sondern «das heilige und herrliche Fleisch», das wiederhergestellt war. In mir brannten nicht nur Verwunderung, Dankbarkeit, Freude, sondern auch Liebe, Verehrung, Lob. «Gott sei Dank», rief ich und «Gott sei gepriesen» – Ausrufe, Worte, die plötzlich einen Sinn hatten.

Mindestens vierzehn Tage lang hatte ich immer wieder versucht, das Bein ins Leben und in die Realität zurückzu*denken* – äußerst sinnlose Anstrengungen und ebenso eitel wie anstrengend. Und nun, ohne daß ich daran gedacht oder es versucht hätte, war das Bein wieder vorhanden – wunderbar, unwiderlegbar, herrlich vorhanden. In seiner überwältigenden und unmittelbaren *Vorhandenheit* schien es zu strahlen, und diese Vorhandenheit, die kein Denken erreichen konnte, war mir nun gegeben worden. (Das Bein war nicht passiv, sondern aktiv vorhanden – seine Vorhandenheit, seine Präsenz war eins mit dem Möglichen: Es war jetzt ein Ding mit Kraft, verkörperter Kraft, das ich bewegen konnte, wie ich wollte.)

Dreihundert Stunden lang hatte ich in meinem Zimmer reglos im Bett gelegen und nachgedacht. Man «hält inne, um nachzudenken», man ist gebannt von einem Gedanken, und so war ich, der ich in meinem Körper und in meine Sinne gebannt und gezwungen war innezuhalten, am Handeln gehindert und zum Nachdenken gezwungen. Jetzt war die Zeit des Denkens vorüber, und die Zeit zu handeln war gekommen; jetzt – und in den nächsten Wochen – würde mein Flug geschwind, intuitiv und vom Denken unbeschwert sein. Ich würde in meinen Körper, mein Sein, in die Welt und in das besondere Abenteuer der Genesung und der Wiedergeburt zurückkehren; ich würde wieder lebendig werden und das Leben *erleben* wie nie zuvor.

In den folgenden Tagen klappte es mit dem Gehen viel besser. Mit jedem Tag fielen mir die Schritte leichter, waren sie flüssiger und musikalischer, obwohl ich, wenn ich ermüdete, wieder ins «Delirium» – aufflackernde Bilder ohne inneren Sinn oder Bewegung – zurückfiel. Aber mit jedem Gang, mit jedem Tag stellte ich fest, daß ich kräftiger wurde und weiter gehen konnte, bevor das Delirium einsetzte. Zum letztenmal überfiel es mich etwa einen Monat nach der Operation, nachdem ich einen mehrere Meilen langen Spaziergang auf dem ausgedehnten Gelände des Rehabilitationszentrums in Kenwood gemacht hatte. Seitdem ist es nie mehr aufgetreten.

Mit jedem Tag, mit jedem Erfolg wurde ich mutiger – übermütig – und mußte davon abgehalten werden, «es zu übertreiben» und das Bein so zu belasten, daß es, wenn es auch nicht ins Delirium verfiel, anschwoll und überanstrengt wurde. Die Rückkehr von Kraft und Gesundheit – die Genesung – war berauschend, und ich täuschte mich fortwährend darin, was ich tun konnte oder sollte; und doch vollzog sie sich nicht geradlinig, sondern erfolgte in Schritten, ohne daß es zwischen einem Stadium, zwischen einem Schritt und dem nächsten eine spontane Entwicklung gegeben hätte. Wenn ich einen Blick auf mein Krankenblatt erhaschen konnte und dort «Genesung verläuft ohne besondere Vorkommnisse» las, dachte ich: «Die sind verrückt. Eine Genesung *besteht* aus Vorkommnissen, aus einer Reihe von wunderbaren, unvorhersehbaren Vorkommnissen. Die Genesung besteht aus Vorkommnissen, oder vielmehr aus einem Kommen: dem Kommen neuer und unvorstellbarer Kräfte. Dieses Kommen, diese Vorkommnisse sind Geburten oder Wiedergeburten.»

Meine Genesung war kein geradliniger Prozeß, sondern bestand aus einer Reihe radikaler Schritte, von denen jeder von der vorherigen Stufe aus betrachtet unvorstellbar und unmöglich schien. Überdies war es nicht einmal möglich zu hoffen. Man konnte auf eine Steigerung des Bestehenden hoffen, aber nicht einmal ansatzweise auf den unvorstellbaren nächsten Schritt (denn Hoffnung setzt ja ein gewisses Maß an Vorstellung voraus). So hatte jeder Schritt etwas Wunderbares – und wäre ohne das Drängen anderer vielleicht nie erfolgt.

Mit jedem Schritt, mit jedem Fortschreiten erweiterte sich der Horizont, und man trat aus einer beschränkten Welt hinaus – einer Welt, deren Beschränktheit man sich nicht bewußt gewesen war. Dies war, so stellte ich fest, in jedem Bereich, sowohl im Physiologischen als auch im Existentiellen, der Fall. Ein Beispiel ist mir besonders gut im Gedächtnis geblieben: Drei Tage, nachdem ich zum erstenmal wieder gehen konnte, wurde ich, nach zwanzig Tagen in meiner winzigen Zelle, in ein neues, größeres Zimmer verlegt. Ich machte mich gerade genüßlich mit meiner neuen Umgebung vertraut, als mir plötzlich etwas höchst Sonderbares auffiel. Alle Gegenstände, die in meiner Nähe standen, hatten ihre gewohnte Festigkeit, Räumlichkeit und Tiefe, aber alles, was weiter entfernt war, schien vollkommen flach zu sein. Jenseits der offenen Tür war die Tür des gegenüberliegenden Krankenzimmers, dahinter saß ein Patient in einem Rollstuhl, hinter ihm, auf der Fensterbank, stand eine Blumenvase, und dahinter, auf der anderen Seite der Straße, waren die Giebelfenster des Hauses gegenüber zu sehen. All dies befand sich innerhalb einer Entfernung von etwa sechzig Metern, war aber platt wie ein Pfannkuchen und schien in der Luft zu hängen wie ein Foto – gestochen scharf, mit hervorragender Farbwiedergabe, aber vollkommen flach. Ich besitze ein sehr gutes Gefühl für räumliche Tiefe, und plötzlich begriff ich, daß mit diesem Raumgefühl und meinem räumlichen Sehvermögen etwas geschehen war und daß es ganz unvermittelt ein paar Meter vor mir aussetzte. In visueller Hinsicht war ich also noch immer in einem durchsichtigen Kasten eingeschlossen, der etwa drei mal zweieinhalb mal zwei Meter groß war und damit dieselben Ausmaße besaß wie die «Zelle», in der ich zwanzig Tage lang gelegen hatte. Was meine Wahrnehmung betraf, so befand ich mich, trotz der Verlegung, noch immer *in* diesem winzigen Zimmer, *in* einem stark eingeschränkten visuellen Raum, innerhalb dessen mein räumliches Sehvermögen perfekt funktionierte, während es jenseits seiner Grenzen völlig versagte. Es war eine bizarre Erfahrung, die mich faszinierte, ohne mir angst zu machen, denn sie war, im Gegensatz zu meinem Bein, nicht mit schrecklichen seelischen Erschütterungen und Ängsten besetzt. Ich konnte die parallaktischen Verschiebungen, die normalerweise als «Tiefe» wahrgenommen werden, studieren, ja sogar messen, aber dieses Betrachten, dieses Wissen, konnte nicht das Gefühl räumlicher Tiefe herstellen. Die Tiefe, das räumliche Sehvermögen stellte sich in Sprüngen wieder ein, die wie das ruckartige Auseinanderziehen einer visuellen Ziehharmonika wirkten und auf einen Zeitraum von etwa zwei Stunden verteilt waren. Und nicht einmal dann war es ganz wiederhergestellt, denn als ich mich im Bett umdrehte und aus dem Fenster sah – welch ein Genuß! Zwanzig Tage lang hatte ich ohne einen Blick aus dem Fenster, ohne Aussicht auskommen müssen –, konnte ich, wie durch das falsche Ende eines Fernrohrs, den winzigen Garten des Krankenhauses sehen, der wie ein Schmuckstück dalag, aber absolut flächig wirkte. Die Winkel waren alle falsch, und er sah verzerrt aus, als sei er trapezförmig, obwohl der doch ganz offensichtlich quadratisch war. Und nun mußte ich ihn, der weiter entfernt war als der Punkt, auf den ich mich zuvor konzentriert hatte, betrachten, bis *seine* Entfernung und Tiefe und Erscheinung mit einemmal wieder stimmten.

Diese visuellen Erfahrungen, die, wie mir schien, eine gewisse Analogie zu meinen Erlebnissen mit meinem Bein aufwiesen, verwunderten und faszinierten mich. Es hatte den Anschein, daß das räumliche Sehvermögen teilweise, nämlich exakt im Ausmaß meiner visuellen Beschränkung, verschwunden war – genau wie das Bein infolge totaler sensorischer und motorischer Beschränkung total verschwunden war. Ich konnte mich von den Veränderungen der visuellen Wahrnehmung faszinieren lassen und mußte keine Angst haben. Und dennoch schien trotz diesem und anderer Unterschiede eine seltsame Analogie vorzuliegen: In beiden Fällen hatte es Beschränkung und fehlenden Gebrauch gegeben – mit spektakulären, bizarren (und, im Fall des Beines, ganz furchtbaren) Auswirkungen. Der Ausfall des räumlichen Sehvermögens hatte nichts Furchtbares; gleichwohl war dies eine drastische und einschneidende Veränderung. Ich hatte nie gewußt, daß das räumliche Sehvermögen tatsächlich eingeschränkt werden konnte. Ich fragte mich, welchen Veränderungen Häftlinge in kleinen Zellen ausgesetzt waren, und ich kaufte sofort ein Stereoskop und stiftete es der Station, damit zukünftige Patienten, deren Erfahrungswelt auf einen kleinen Raum beschränkt war, vor dem «Häftlings-Syndrom», der Folge einer Einengung des visuellen Raumes, bewahrt werden würden.

Raum, Weite, Ausdehnung. Freiheit – eine sich ständig erweiternde Physiologie und Welt, ein sich ständig erweiternder persönlicher (und sozialer) Raum. Dies, so wurde mir mit äußerster Klarheit bewußt, dies war das Wesen der Gesundung, der Genesung, nicht nur in dem spezifischen Bereich, der mein Bein und meine Bewegungsfreiheit betraf, oder auf dem Spezialgebiet des Tiefensehens und der visuellen Wahrnehmung, sondern in dem ganzen allgemeinen Bereich des Wiedererwachens zum Leben, des Hinaustretens aus Selbstversunkenheit, Krankheit, Beschränkung und dem Dasein als Patient in die räumliche Weite der Gesundheit, des ganzen Seins, der wirklichen Welt – die ich, was ich ziemlich erschreckend fand, in dem kurzen Zeitraum meines dreiwöchigen Patientendaseins weitgehend vergessen hatte.

Die Tatsache, daß ich keinen Schrecken empfand, machte einen großen Teil dieses Schreckens aus. Mir war nicht bewußt, ich fühlte nicht, wie eingeschrumpft ich war, wie unmerklich ich mich an den beschränkten Raum meines Krankenbettes und meines Krankenzimmers angepaßt hatte – ich war nicht nur buchstäblich, in physiologischer Hinsicht, sondern auch in meinem Gefühl und Vorstellungsvermögen eingeschrumpft. Ich war ein Pygmäe, ein Häftling, ein Insasse –

ein Patient – geworden, ohne es auch nur im mindesten zu merken. Wir benutzen das Schlagwort von der «Institutionalisation», ohne auch nur die leiseste, auf persönliche Erfahrung gegründete Ahnung zu haben, welche Faktoren dabei eine Rolle spielen – wie heimtückisch und allumgreifend die Schrumpfung in allen Bereichen (nicht zuletzt im moralischen Bereich) fortschreitet und wie rasch ein jeder, auch man selbst, ihr zum Opfer fallen kann.

Oft hatte ich mit meinen Patienten gesprochen, die vor ihrem «Erwachen» jahrzehntelang in Heimen untergebracht gewesen waren, und sie gefragt, ob sie sich nicht schrecklich eingeengt gefühlt und sich nach der großen Welt dort draußen gesehnt hatten. Und immer war ich ungläubig und verwundert gewesen, wenn sie ruhig geantwortet hatten: «Nein.» Ich konnte sie nicht allesamt als pathologische Fälle abtun – und doch schien diese Fügsamkeit allgemein zu sein und hemmte und verhinderte ihre Rückkehr in die räumliche Weite und die Fülle des Lebens, selbst wenn diese durch die Verabreichung von L-Dopa körperlich möglich geworden war. Jetzt sah ich, daß eine solche Regression niemandem erspart blieb. Sie mußte bei jeder Ruhigstellung, jeder Krankheit oder Beschränkung der Bewegungsfreiheit eintreten. Es handelte sich um eine unvermeidliche, natürliche Schrumpfung der Existenz, die erträglich und gleichzeitig nicht zu behandeln war, weil sie sich dem Zugriff – dem direkten Zugriff – des Bewußtseins entzog. Wie sollte man erkennen, daß man geschrumpft war, wenn der Bezugsrahmen ebenfalls geschrumpft war? Man mußte an die große Welt, die man «vergessen» hatte, erinnert werden – und dann, nur dann, konnte man sich wieder ausdehnen und geheilt werden.

An diesem erfreulichen Samstag – dem Tag, an dem ich aus meiner fensterlosen, winzigen Einzelzelle in ein großes Zimmer auf der orthopädischen Station verlegt wurde, dem Tag, an dem mir der *visuelle* Raum, das Raumempfinden zurückgegeben wurde, einem Tag, an dem ich eine halbe Meile ging, was mir ein hervorragendes Gefühl für *motorische* Kraft und Räumlichkeit vermittelte – an diesem erfreulichen Samstag (nur drei Wochen nach meinen Sturz – und dies waren die längsten und kürzesten, erfülltesten und leersten drei Wochen meines Lebens gewesen) erlebte ich auch eine *moralische* Befreiung.

Für mich – und vielleicht verhält es sich notwendig bei allen Patienten so, denn es handelt sich hier um eine der Begleiterscheinungen im Dasein eines Patienten (allerdings um eine Begleiterscheinung, der man, so ist zu hoffen, positiv und nicht negativ entgegentreten kann) – hatte es zwei Leiden, zwei Beschwerden gegeben, die miteinander in Verbindung standen und doch deutlich zu unterscheiden waren. Das eine war das körperliche (und «körperlich-existentielle») Unvermögen – die organisch begründete Auflösung des Seins und des Raumes. Das andere war «moralischer» Natur – dies ist nicht ganz der richtige Ausdruck – und stand in Zusammenhang mit dem verminderten, rechtlosen Status eines Patienten und besonders mit dem Konflikt mit «ihnen» und mit der Unterwerfung unter «sie» (damit waren der Arzt, das ganze System, die Institution gemeint). Dieser Konflikt besaß einen haßerfüllten, ja sogar paranoiden Unterton, wodurch zu den schweren, aber neutralen körperlichen Beschwerden ein weit weniger erträgliches, weil nicht zu milderndes moralisches Leiden hinzukam. Ich war nicht nur körperlich, sondern auch moralisch niedergestreckt gewesen. Ich war nicht in der Lage gewesen, mich zu erheben und mich gegenüber «ihnen», insbesondere gegenüber dem Arzt, moralisch zu behaupten. Und obwohl ich irgendwo die ganze Zeit wußte, daß er, wie ich, ein anständiger Mann war und daß alle es gut meinten und ihr Bestes taten, konnte ich das alptraumhafte Gefühl, das auf mir gelastet hatte, nicht abschütteln. Zweifellos war es in gewissem Maße seit meiner Aufnahme dagewesen, war aber stärker und spezifischer geworden, als die Kommunikation zusammenbrach und der Arzt mit der Autorität seines Standes sagte, es sei «nichts» und damit meinen (höchst elementaren) Wahrnehmungen widersprach, sie in Frage stellte und anzweifelte – Wahrnehmungen, auf die sich mein höchst elementares Ich-Gefühl, das Gefühl meiner Ganzheit, gründete. Solange ich mich körperlich hilflos, unbeweglich, eingeschränkt fühlte, hatte ich auch das Gefühl, moralisch hilflos, gelähmt, geschrumpft und eingeschränkt zu sein – ja ich fühlte mich nicht nur geschrumpft, sondern auch in die Rolle und die innere Haltung eines Verzweifelten gezwängt.

Am Samstag also suchte ich den Arzt auf. Bis dahin hatte ich passiv *seine* Besuche erwartet, die stets im unerfreulichen Rahmen der «Visite» stattfanden. Dabei hatte er vor dem versammelten Team der Ärzte, Pfleger und Schwestern die Rolle des allwissenden Facharztes und ich die Rolle des alles erduldenden Patienten zu spielen. Ich suchte also den Arzt auf, und wir hatten «ein gutes Gespräch» – ein kluges, menschliches Gespräch, das die Spannung zwischen uns beseitigte.

Ein solches Gespräch war jetzt möglich, weil ich weniger auf ihn angewiesen war. Ich fühlte mich nicht mehr auf so entscheidende (und verhaßte) Weise abhängig. Ein Gespräch war möglich, weil meine Welt sich wieder vergrößert hatte und er, das System, die Institution dadurch auf eine normale, vernünftige Größe schrumpfen konnten. Offenbar war das auch für ihn eine Erleichterung, denn niemand möchte einen gereizten, verdrießlichen Patienten haben, und er hatte auch keine Lust, in meinen Träumen das Ungeheuer zu sein. So schlossen wir mit Anstand und Würde und einer Spur von amüsierter, aber reservierter Herzlichkeit Frieden.

Nun konnte ich mich – sowohl moralisch als auch körperlich – auf den langen Weg, den Heimweg machen, der noch vor mir lag. Nun waren sowohl die moralische als auch die körperliche Dunkelheit, der Schatten, das Skotom, gewichen. Nun lag der Weg in das Land des Lebens und des Lichts vor mir. Nun würde ich auf diesem schönen Weg unbehindert und ohne Konflikte oder Blockaden schneller und schneller in das erfüllte, frische Leben hineinlaufen, das ich vergessen oder nie gekannt hatte. Jener wunderbare Gang am Mittwoch hatte meine Seele beflügelt, und nun, am Samstag, befand ich mich auf einem Höhenflug: Ich erlebte eine Freude, die sechs Wochen andauern und sich vertiefen sollte, die die Welt umformte und umgestaltete und alles in ein neues Wunder und Fest verwandelte.

Ein besonderer Genuß war der Garten unter meinem Fenster. Bis dahin hatte es für mich keine wirkliche Außenwelt gegeben, kein Tageslicht, keine aufgehende oder untergehende Sonne, kein Gras, keine Bäume, kein Gefühl für Raum oder Leben. Wie ein Verschmachtender sah ich durstig und sehnsuchtsvoll auf das grüne Viereck und wurde mir erst jetzt bewußt, wie sehr ich in meiner sterilen, fensterlosen, künstlichen Schachtel vom Leben abgeschnitten gewesen war. Ein Bild war kein Ersatz. Ich mußte die Wirklichkeit sehen, und da mir dies, wenigstens in den Stunden, in denen ich noch im Bett liegen mußte, körperlich große Schwierigkeiten bereitet, betrachtete ich ihre Reflexion in meinem Rasierspiegel, den ich hochhielt. Und dort im Spiegel sah ich winzige, aber wirklich existierende Gestalten, die im Garten saßen oder spazierengingen – mein erster Blick auf die reale Welt da draußen, die Welt der Menschen. Ich nahm sie visuell, in Form von winzigen Spiegelbildern, in mich auf, und meine größte Sehnsucht war, hinunter in diesen Garten zu gehen. (Ich kam aber gar nicht auf den Gedanken, daß dies tatsächlich jemals möglich sein würde: Es schien noch immer irgendwie unerreichbar oder verboten zu sein.) Jeder Schritt, jeder Fortschritt, bedurfte einer Art «Erlaubnis». Dieses Gefühl, zum Schweigen gebracht und eingesperrt zu sein, war außerordentlich intensiv, und dies um so mehr, als es größtenteils unbewußt war. Überdies war oft ich selbst derjenige, der mir freies Reden und Handeln untersagte und mich behinderte – das war jener Teil von mir, der mit der Stimme der verinnerlichten Institution sprach. Und nun, da ich zum erstenmal Kontakt mit anderen Patienten hatte, erkannte ich bei ihnen, was ich bei mir selbst übersah, und begriff, daß etwas oder jemand gebraucht wurde, um die Barriere des Verbots oder der Gehemmtheit niederzureißen – entweder jemand, der «Erlaubnis gab», oder aber die plötzliche Erkenntnis, daß keine «Erlaubnis» nötig war. Auch dies war ein Grund dafür, daß die Genesung nur schrittweise vorankam. Die Leiter in die Freiheit mußte sozusagen Sprosse für Sprosse erklommen werden, und hierfür gab es zwei Voraussetzungen: das nötige Maß an körperlicher Genesung und die nötige Kühnheit, Erlaubnis oder moralische Freiheit.

«Genesung ohne besondere Vorkommnisse.» Was für ein Unsinn! Jede Genesung war (wie der gute Arzt gesagt hatte) eine «Pilgerfahrt», eine Reise, auf der man sich, wenn überhaupt, von Stufe zu Stufe, von einem Stadium zum nächsten bewegte. Jede Stufe, jedes Stadium stellte eine völlig neue Situation dar, die einen neuen Anfang, eine neue Geburt erforderte. Man mußte immer wieder von neuem anfangen, aufs neue geboren werden. Die Genesung war eine Übung, bei der es um nichts Geringeres als um eine Geburt ging, denn wie der sterbende Mensch schrittweise krank wird und stirbt, so erfährt der wiedergeborene Mensch schrittweise Gesundung und Belebung. Es sind radikale, existentielle Schritte, die absolut und neu sind – unerwartet, unvorhersehbar, unberechenbar und überraschend. Eine Genesung ohne besondere Vorkommnisse? Sie besteht *ausschließlich* aus besonderen Vorkommnissen!

Nach diesem Samstag folgten die Ereignisse schneller aufeinander, oder besser: sie rollten in schwungvollen Wellen dahin. Ich hörte auf, ein genaues Tagebuch zu führen, und hörte, getragen von diesem Schwung, dieser Flut der Genesung, auch in gewissem Umfang auf, «zu beobachten» und aufzuzeichnen. Ebenso wichtig aber war, daß ich nicht mehr allein, sondern einer von vielen war, einer Station, einer Gemeinschaft von Patienten. Ich war nicht mehr allein auf der Welt, wie es vielleicht jeder Patient in der äußersten Einsamkeit seiner Krankheit empfindet. Ich war nicht mehr auf meine eigene, leere Welt beschränkt, sondern fand mich in einer Welt wieder, die von anderen bevölkert war – *wirklich existierenden* anderen, jedenfalls was ihr Verhältnis untereinander und zu mir betraf: Sie spielten nicht bloß die Rolle des «Guten» oder «Bösen», wie die, die sich um mich gekümmert hatten, es getan hatten. Erst jetzt gelang es mir, die schrecklichen Worte des Arztes – «Sie sind ein einmaliger Fall!» – aus meinen Gedanken zu verbannen. Jetzt, da ich frei mit meinen Mitpatienten sprechen konnte – eine Freiheit, die eben durch die Gemeinschaft ermöglicht wurde, durch die Tatsache, daß sie, *wir*, Brüder und durch keinerlei Statusunterschiede gezwungen waren, etwas zu verbergen oder zu verzerren – jetzt, da ich zum erstenmal freien Umgang mit anderen haben konnte, erfuhr ich, daß mein Erlebnis, mein «Fall», ganz und gar nicht einmalig war. Fast jeder Patient, der an einem Glied verletzt oder operiert worden war und dessen Glied durch einen Gipsverband zu Untätigkeit und Unsichtbarkeit verurteilt worden war, hatte zumindest eine gewisse Entfremdung festgestellt. Ich hörte von Händen und Füßen, die sich «komisch», «falsch», «seltsam», «unwirklich», «unheimlich», «losgelöst» und «abgeschnitten» anfühlten, und immer wieder die Wendung: «mit nichts zu vergleichen». Ich verbrachte sechs Tage in diesem Krankenzimmer und unterhielt mich ausgiebig und ungehindert mit allen Patienten dort. Offensichtlich hatten viele dieselbe Erfahrung wie ich gemacht, und offenbar war es keinem von ihnen gelungen, seinen Zustand dem Arzt begreiflich zu machen. Manche hatten es versucht und waren, wie ich, abgeblitzt; die meisten hatten zurückhaltend geschwiegen; aber keiner hatte es geschafft sich mitzuteilen. Manche waren entsetzt gewesen, andere hatten ein bißchen Angst gehabt; einige wenige, die ein unerschütterliches, stoisches Temperament besaßen, gaben sich gleichgültig und sagten: «Aber nein, ich hab mir keine Sorgen gemacht. Das war bloß so eine Begleiterscheinung.» Wenn mein Fall tatsächlich so «einmalig» sein sollte, so war er es nicht in Hinblick auf diese Erfahrung oder die Art der Erfahrung, sondern nur in Hinblick auf die Betrachtungen und Gedanken, die ich unablässig in diese Richtung gelenkt hatte – in dem Sinn, daß «die Vernunft in Mitleidenschaft gezogen worden» und dies für mich von fundamentaler Bedeutung war.

Sobald ich mich dessen vergewissert hatte, kam der Forscher in mir zur Ruhe, und ich konnte in eine normalere soziale Beziehung zu den anderen treten. Dennoch waren wir alle an diesem Punkt noch immer in gewissem Maße allein und isoliert, und zwar durch die krankheitsbedingte, grundlegende Einsamkeit und Abgeschiedenheit und die Isolation, die durch die starre hierarchische Struktur der Institution erzwungen wurde.

In gewissem – aber notwendigerweise begrenztem – Maße waren die sechs Tage, die ich in diesem Krankenzimmer verbrachte, von Geselligkeit bestimmt. Erst später, im Rehabilitationszentrum, veränderte sich die «Atmosphäre», und Isolation und «Institutionalisation» fielen wie ein schlechter Traum von mir ab und machten Platz für eine herrliche, gemütlich-heimelige Atmosphäre, die von einem oft intensiven Gefühl von Kameradschaft und Freundschaft und einem im Grunde gemeinschaftlichen und geselligen Leben erfüllt war. Wir lebten zusammen und wurden gemeinsam wieder gesund – dies war das unerläßliche Mit-teilen, das «kon» von Rekonvaleszenz.

Am Tag vor meiner Überweisung nach Kenwood, dem Rehabilitationszentrum in Hampstead, wurde ich, in einem Krankenhauspyjama im Rollstuhl sitzend, hinunter in den kleinen Garten gebracht, den ich so sehnsüchtig betrachtet hatte. Es war ein großer Genuß, wieder draußen an der frischen Luft zu sein, denn ich hatte fast einen ganzen Monat ausschließlich in geschlossenen Räumen verbracht. Es war ein reiner, intensiver Genuß, ja ein Segen, die Sonne auf meinem Gesicht und den Wind in den Haaren zu spüren, Vögel zu hören und lebendige Pflanzen zu sehen, zu berühren und zu liebkosen. Nach der schrecklichen Isolation und Entfremdung, die ich erfahren hatte, wurde nun ein Teil der wichtigen Verbindung zur Natur wiederhergestellt. Als ich in den Garten gebracht wurde, erwachte ein Teil von mir, der, vielleicht ohne mein Wissen, ausgehungert worden und gestorben war, zu neuem Leben. Plötzlich empfand ich, was ich schon so oft zuvor ganz intensiv empfunden hatte, ohne auf den Gedanken zu kommen, es auf meinen eigenen Krankenhausaufenthalt zu beziehen: daß wir luftige Krankenhäuser brauchen, mit Gärten, auf dem Land, inmitten von Wäldern – wie einige der «Little Sisters»-Krankenhäuser im Bundesstaat New York, in denen ich arbeite; ein Krankenhaus sollte wie ein Zuhause sein und nicht wie eine Festung oder «Institution». Ein Krankenhaus sollte wie eine Heimat sein – vielleicht wie ein Dorf.

Aber wenn ich auch die segensreiche Wirkung der Sonne genoß, mußte ich doch feststellen, daß ich im Garten von denjenigen, die keine Patienten waren, gemieden wurde – von den Studenten, Schwestern und Besuchern, die dorthin kamen. Ich wurde links liegengelassen, wir, wir Patienten in unseren weißen Nachthemden, wurden links liegengelassen und offensichtlich, wenn auch unbewußt, gemieden wie Aussätzige.

Mehr als alles andere vermittelte mir dies ein deutliches Gefühl dafür, welchen sozialen Status Patienten haben, wie ausgestoßen, wie abgesondert sie sind: Unsere weißen Gewänder erregten Mitleid und Abscheu, und ich hatte das Gefühl, daß zwischen den Gesunden und uns eine tiefe Kluft gähnte, die durch Höflichkeit und Förmlichkeit nur noch vertieft wurde. Mir wurde bewußt, daß ich früher, als ich noch gesund gewesen war, ganz unbewußt und ohne es auch nur einen Augenblick lang zu merken, vor Kranken zurückgezuckt war. Jetzt aber, da ich selbst krank und an meiner Aufmachung als Patient zu erkennen war, empfand ich mit aller Deutlichkeit, wie man vor mir zurückzuckte, wie die Gesunden, diejenigen, die keine Patienten waren, auf Abstand hielten. Wäre ich bei der Aufnahme nicht so verängstigt und mit mir selbst beschäftigt gewesen, so hätte ich vielleicht klarer erkannt, was «Aufnahme» eigentlich bedeutete – die Krankenhauskleidung, das Namensschildchen, die Beseitigung der Individualität, die Reduzierung auf einen Status und eine Identität, die lediglich generisch definiert sind; seltsamerweise aber brauchte es diese Szene im Garten, um mir schematisch und fast komisch vor Augen zu führen, wie abgesondert wir waren und daß die Kluft überbrückt oder übersprungen werden mußte, bevor man wieder ganz und gar zur Welt der Menschen gehörte.

Die Kluft, den Abgrund zwischen Krankheit und Gesundheit zu überbrücken – dafür war das Rehabilitationszentrum da. Wir waren Invaliden, Un-werte geworden. Wir hatten uns zu lange der Krankheit anheimgegeben. Wir hatten sie nicht nur in uns aufgenommen, sondern waren selbst krank geworden – wir hatten die Einstellung, die Haltung von Insassen und Invaliden angenommen. Was wir brauchten, war eine doppelte Genesung: eine körperliche Genesung und eine spirituelle Bewegung zur Gesundheit hin. Es reichte nicht aus, körperlich gesund zu sein, wenn wir noch die Angst und die Sorge der Krankheit spürten. Wir waren, jeder auf seine Art, von der Krankheit ausgehöhlt und hatten die unbekümmerte Leichtigkeit, die Freiheit, die die Gesunden besaßen, verloren. Wir konnten nicht gleich in die Welt entlassen werden. Wir brauchten, sowohl existentiell als auch medizinisch, ein Übergangsstadium, einen Ort, wo wir ein beschränktes Dasein fristen konnten – beschränkt und beschützt, ohne daß allzugroße Ansprüche an uns gestellt wurden –, ein beschränktes, aber beständig erweitertes Dasein, bis wir in der Lage waren, wieder in die große Welt hinauszutreten. Das Krankenhaus war wohl kaum die Welt, so wie man ein Leben mit einer akuten Verletzung oder Krankheit kaum als Leben bezeichnen konnte. Jetzt aber ging es uns besser, und wir brauchten die Welt und das Leben, konnten jedoch noch nicht all seinen Ansprüchen gerecht werden und wären von ihnen und der geschäftigen, herzlosen, gleichgültigen Monumentalität der Welt vernichtet worden; wir brauchten einen Ort der Ruhe, einen Hafen, eine Zuflucht, wo wir nach und nach unser Selbstvertrauen und unsere Gesundheit wiedererlangen konnten, wobei das Selbstvertrauen nicht weniger wichtig war als die Gesundheit. Wir brauchten ein friedliches Zwischenspiel, einen Ort der Ruhe, so etwas wie ein College, wo wir geistig und körperlich wieder zu Kräften kommen konnten.

An diesem letzten Tag im Krankenhaus ging mir auch auf, daß nicht nur Rekonvaleszenz, sondern auch besondere Orte, an denen sie stattfinden kann, ebenso gesellschaftliche wie individuelle Notwendigkeiten sind. So wie wir, die noch Kranken, uns nicht der Welt stellen konnten, so war die Welt auch nicht bereit, sich uns, deren Gesichter und Kleidung mit dem Stempel der Krankheit und des Leidens versehen waren, zu stellen. Wir erregten Angst und Schrecken – das sah ich ganz deutlich – und durften, zum Besten der Welt wie auch zu unserem eigenen Besten, nicht hinaus. Wir trugen die Stigmata von Patienten, wir besaßen das unerträgliche Wissen um Leiden und Tod, das unerträglichen Wissen um Passivität, Verzweiflung und Abhängigkeit – und an solche Dinge möchte die Welt nicht gern erinnert werden. Erving Goffman hat eindrucksvoll über «totale Institutionen» – Heilanstalten, Gefängnisse – für die ganz und gar Abgesonderten geschrieben, jene im Grunde schrecklichen, aber vielleicht notwendigen Einrichtungen, die dazu dienen, die Kranken, die Verurteilten, die Stigmatisierten von der Öffentlichkeit fernzuhalten. Rehabilitationszentren aber waren, wie Colleges oder Klöster, anders und ihrem Wesen nach wohltätig und angenehm. Es handelte sich bei ihnen um Institutionen, in denen (wenn dies kein Widerspruch in sich ist) Geduld und Verständnis vorherrschten und man sich der Stärkung und Wiederherstellung geschwächter Körper und Seelen widmete. Hier standen der einzelne und die Sorge um ihn im Mittelpunkt. Ein solches Rehabilitationszentrum war in der Tat ein Hafen, ein Heim, ein Asyl im besten und wahrsten, tiefsten Sinn des Wortes, unendlich weit entfernt von den Schrecken jener «Asyle» und Anstalten, wie Goffman sie geschildert hat. Und doch ...

Und doch *mußte* es hier Widersprüche geben, denn obwohl man als Kranker in einem Krankenhaus auf den Status eines kleinen Kindes reduziert wurde, war dies keine böswillige Degradierung, sondern ein biologisches und spirituelles Bedürfnis des beschädigten Menschen. Man *mußte* zurückgehen, man *mußte* regredieren, denn man war vielleicht tatsächlich so hilflos wie ein Kind, ob man es nun wollte und damit einverstanden war oder nicht. Im Krankenhaus wurde man wieder zu einem Kind, das Eltern hat (Eltern, die gut oder schlecht sein mochten), und das mochte als «Infantilisierung» und Erniedrigung, oder aber als angenehme und dringend benötigte Labsal empfunden werden. Jetzt kam die nächste Stufe: Wir mußten erwachsen werden. Wenn man im Krankenhaus zu einem Kind gemacht worden war, so würde man in einem Rehabilitationszentrum anders behandelt werden – schroffer, weniger zart und eher wie ein Heranwachsender.

Auf der bewußten Ebene wollte ich das Krankenhaus natürlich hinter mich bringen, es verlassen und anfangen, erwachsen zu werden; und doch hätte mich mein unbewußtes Selbst an meinem letzten Abend im Krankenhaus fast zu einem Unfall verleitet, der, wenn es wirklich dazu gekommen wäre, meinen Krankenhausaufenthalt verlängert hätte. Ich hatte in den letzten acht Tagen eine Menge Selbstvertrauen und Kraft gewonnen und war imstande, mit Hilfe meiner Stützen eine Viertelmeile in einem Stück zu gehen und mich mit Schwung und voller Übermut fortzubewegen und im Gleichgewicht zu halten. Es schien nicht mehr als Ausgelassenheit und Selbstüberschätzung hinter meinem Impuls zu stehen, in meiner letzten Nacht im Krankenhaus auf das Dach zu klettern, auch wenn das Treppensteigen eine Fertigkeit war, die ich erst kürzlich wieder erlernt hatte – und bei diesem Ausflug mußte ich nicht nur Treppen, sondern auch eine Leiter hinaufsteigen und durch eine Falltür klettern. Was für ein erregendes Abenteuer, auf das Dach zu steigen und zu sehen, wie die Lichter von London die Nacht erhellten! Ein erregendes und – mit Stützen, einem Gipsverband und einem halb gefühllosen Bein – absolut verrücktes und möglicherweise tödliches Abenteuer. Glücklicherweise wurde ich nach kurzer Zeit entdeckt, heruntergeholt und für meine unbedachte, provozierende Handlungsweise scharf getadelt. Erst da kam mir die Bedeutung meiner Tat zu Bewußtsein, und ich merkte, daß ich es eigentlich auf einen Unfall angelegt hatte, weil ich schreckliche Angst hatte, das Krankenhaus zu verlassen. Ich würde diese rein private neurotische Aktion gar nicht erwähnen, wenn ich nicht festgestellt hätte, daß solche Handlungen unter den Patienten recht verbreitet waren. Wir alle «brannten darauf», entlassen zu werden und den nächsten Schritt zu tun. Und doch bedeutete dies, daß wir der Fürsorge, die wir empfingen, dem Status eines verhätschelten Kindes, an den wir uns gewöhnt hatten, entsagen mußten. Auf der bewußten Ebene wollten wir entwöhnt werden, aber unbewußt fürchteten wir diesen Prozeß und versuchten ihn aufzuhalten, um uns unsere umsorgte Sonderstellung zu bewahren.

Aber Eskapade oder nicht – am nächsten Morgen wurde ich mit einem halben Dutzend anderer Patienten, von denen sich, wie ich hörte, *jeder einzelne* noch in letzter Minute eine solche Eskapade geleistet hatte, entlassen. Und, bei Gott, ich war der einzige, der über einen gesunden Körper verfügte. Alle anderen hatten Katheter, waren bleich oder kurzatmig oder sahen ganz einfach krank aus. Es war ein jämmerlicher Haufen von Männern, die mühsam den Bus bestiegen oder hineingehoben wurden. Und wie ein Schiff voller Aussätziger, ein Geisterschiff, ein Totenschiff, schien unser Bus auf einen verhängnisvollen, unbekannten und abgelegenen Kurs nach Hampstead zu kreuzen. Ich merkte, daß mir, wie uns allen, glaube ich, das grelle Licht und die Geschäftigkeit der Welt dort draußen, die

Hektik und das Wüten des Verkehrs, die riesige Menge der Menschen und der Lärm angst machten. Schon allein die Komplexheit und das geschäftige Treiben der Welt waren beängstigend. Entsetzt wandten wir uns von den Fenstern ab und waren dankbar, daß uns dies noch nicht zugemutet wurde. Einige von uns hatten sich über «das Rehabilitationszentrum» lustig gemacht («Eine blödsinnige Idee, dieses blöde Zentrum. Ich will raus hier»), aber das wollte keiner mehr, nachdem er einen Blick auf die Welt dort draußen geworfen hatte. Es war eine ungeheure Erleichterung, eine Befreiung, nicht mehr «drinnen» zu sein, aber uns wurde klar, daß nicht ein einziger imstande war, den Schritt nach «draußen» zu tun. Der Sinn, die Notwendigkeit einer Zwischenstation wurde deutlich, und das «blöde» Zentrum verwandelte sich in unseren Augen in etwas Gutes, Nötiges und Wünschenswertes. Wir waren sehr erleichtert, als wir die geschäftige Innenstadt hinter uns ließen und uns den ruhigeren Hügeln von Hampstead näherten. Für einen Augenblick empfanden wir Angst und dann Verzauberung, als wir das mächtige Tor, das sich quietschend öffnete und sich hinter uns wieder schloß, erreicht hatten, weiterfuhren und an dem großen Herrenhaus ausstiegen, einem riesigen, alten, verschachtelten und von Efeu überwucherten Gebäude, das von einem so grünen und weitläufigen Park umgeben war, daß der Anblick und die Atmosphäre der Großstadt sogleich vergessen waren. Dankbar und auf unsicheren Beinen stolperten wir aus dem Bus. Wir wurden von einer mütterlichen Schwester mit freundlichem Gesicht begrüßt und, da sie unsere Erschöpfung bemerkte, in unsere Zimmer gebracht. Ermattet und erleichtert fielen wir sofort in Schlaf.

Als ich erwachte, breitete sich vor meinem Blick eine geradezu verzauberte Szenerie: Ein tiefstehender Vollmond, ein Herbstmond, überflutete die Landschaft mit Licht und beschien die niedrigen bewaldeten Hügel rings um mich her. Mir wurde plötzlich bewußt, daß genau eine ganze Mondphase seit jenem Abend vor meinem Sturz vergangen war, an dem ich unter eben so einem Vollmond über den Hardangerfjord gerudert war, jenem verzauberten, geheimnisvollen und doch unheilschwangeren Abend, an dem über das stille Wasser des

Fjords Musik an mein Ohr gedrungen war. War das ein Traum, eine Illusion gewesen? Nein, die Musik war Wirklichkeit, eine verzauberte Wirklichkeit gewesen und von einer Kirche, die nah am Wasser stand, gekommen. Ich war ganz berückt gewesen, hatte, als ich mein Boot festmachte, kaum gewagt zu atmen, aus Angst, ich könnte den Zauber brechen, und war an den mondbeschienenen Gräbern vorbei leise über den Friedhof auf das erleuchtete Gotteshaus zugegangen, das von den Klängen von Mozarts Großer Messe in c-moll erfüllt war.

War seitdem tatsächlich ein Monat, ein ganzer Monat, vergangen? Während ich ungeduldig und hadernd im Krankenhaus gelegen hatte, hatten die Gestirne mit majestätischer Gleichgültigkeit und unbeeindruckt von meiner ichsüchtigen Verzweiflung ihre Bahn gezogen. Die ganze Szenerie war von einer großartigen Ruhe, einem himmlischen Frieden durchdrungen. Das Hadern und die Ungeduld schienen wie ein Gift aus meinem Körper zu weichen. Ich spürte, daß ich mit der großen Ruhe, die mich umgab, eins war. Als ich an jenem Abend erwachte, empfand ich den Frieden wie einen Segen – einen Sabbat-Segen, der sich vom Himmel auf mich herabgesenkt hatte.

Ein leichter Septembernebel dämpfte das Licht, verwischte alle Umrisse, hüllte uns ein und beschützte uns. Auch dies empfand ich als Gnade und Segen – es paßte zu der friedlichen Übergangszeit, die vor mir lag: «Danke, danke, danke, Nebel.»

Langsam und bedächtig (die Heftigkeit war von mir abgefallen) schob ich mich aus dem Bett und nahm meine Stützen. Es war spät. Ich hatte das Abendessen verschlafen, die anderen Patienten lagen schon im Bett. Bedächtig und langsam stieg ich die große Treppe hinunter – wie passend war dieses alte Herrenhaus für den Abschnitt, in dem ich mich jetzt befand. Unten war alles still, angenehm still – es war die Stille des Friedens, der Ruhe, des Sabbats. Ich schloß die Augen und murmelte ein Preis- und Dankgebet.

Was lag schon daran, ob es wirklich ein Wesen gab, zu dem man beten konnte? Worauf es ankam, war das Gefühl des Preises und Dankes, das Empfinden eines demütigen und dankbaren Herzens.

In der Zeit zwischen diesem und dem letzten Vollmond, im Verlauf einer einzigen Mondphase war ich dem Tode nahegekommen und im letzten Augenblick gerettet worden. Mein verletzter Körper war wieder zusammengeflickt worden, ich hatte mein Bein (eine Ewigkeit lang?) in einer Vorhölle des Nichtfühlens «verloren» und hatte es, wie durch ein Wunder, wiederbekommen, als eine Besserung meines Zustandes unmöglich schien. Die Grundfesten meiner inneren Welt waren erschüttert, nein, völlig zerstört worden. Ich hatte die «Beleidigung der Vernunft» und die Demütigung des Geistes erlebt. Mit dem Zerreißen meines Körpergewebes, meiner Wahrnehmungen, der natürlichen Einheit von Körper und Seele, Körper und Geist, war ich in einen Abgrund gefallen. Und ich war von Mächten, die meinen Verstand und mein Begriffsvermögen überstiegen, aus diesem Abgrund geborgen, wiedergeboren und ermutigt worden. Ich war erschüttert worden und zusammengebrochen – und doch war ich auf geheimnisvolle Weise gerettet worden. Und jetzt war ich in diesen freundlichen Hafen, dieses alte Herrenhaus in Hampstead, gekommen, wo Kerzenlicht menschliche Ausstrahlung verbreitete und über den Hügeln ringsum eine gewaltige mondbeschienene Stille lag. Ich öffnete die Tür – welch eine Freiheit, denn im Krankenhaus durfte man nicht kommen und gehen, wie es einem beliebte –, stand eine Minute lang in der lauen Luft, genoß ihre Lieblichkeit und den süßen Duft der Bäume und sah in der Entfernung den Lichterglanz von London, dieser Königin der Städte, meiner Mutter.

Aus irgendeinem Grunde war es mir im Krankenhaus schwergefallen zu weinen. Ich war oft unglücklich gewesen, aber es hatte sich immer um Seelenqualen gehandelt, die ich innerlich verhärtet und ohne eine Träne ausgehalten hatte. Jetzt plötzlich schoß mir das Wasser aus den Augen. Ich weinte – aus Freude? aus Dankbarkeit? –, ohne zu wissen warum.

Erst beim Frühstück lernte ich die anderen Patienten kennen. Wir alle waren Patienten, Genesende, die man hier für eine gewisse Zeitspanne zusammengebracht hatte. Als Neuling, der auf den unteren Leitersprossen rangierte, wurde mir ein Tisch in der Ecke zugewiesen. Ich war das Objekt der Neugier, der Anteilnahme und vielleicht auch einer gewissen Verachtung der Veteranen. Wie am ersten Tag in der Schule oder in der Armee, spürte man sofort, daß dies eine Gruppe – mit der dazugehörigen Hierarchie – war, aber darunter herrschte eine warme, kameradschaftliche Atmosphäre.

Sofort wurde ich mit einem Problem konfrontiert: Ich konnte meine Stützen nicht an den Tisch mitnehmen, aber wie sollte ich zum Tisch *kommen*, wenn ich sie irgendwo abstellte?

«Keine Sorge», sagte mein Nachbar, als er meine Verwirrung und Verlegenheit bemerkte. «Setzen Sie sich. Ich werde Ihre Stützen in die Ecke stellen. Wir müssen uns hier gegenseitig helfen.»

Ich dankte ihm. Er war ein kleiner, grauhaariger Mann, ein Diabetiker, dem man kürzlich ein Bein amputiert hatte und der, wie er sagte, von heftigen Phantomgefühlen geplagt wurde. Wir stellten uns einander in quasimedizinischem Jargon mit unseren Symptomen und Problemen vor und kamen erst später auf persönlichere Dinge zu sprechen.

«Was ist mit Ihnen? Was ist Ihnen passiert?» sagte er und warf einen Blick auf den Gipsverband.

Ich erzählte es ihm.

«Ist das nicht verrückt?» Er wandte sich an die anderen. «Der Doktor hier hat ein Bein, aber kein Gefühl im Bein – und ich habe das Gefühl, aber kein Bein dazu! Wissen Sie...» (er wandte sich wieder mir zu), «gemeinsam hätten wir ein gesundes Bein. Ich könnte das Gefühl beisteuern und Sie das Bein.»

Wir lachten. Alle lachten. Das Eis war gebrochen, und mir ging auf, daß dieser Mann, der über keinerlei Fachwissen verfügte, sofort zum Kern des Problems vorgestoßen war – zum Kern der *Probleme*, sowohl seines als auch meines Problems: des komischen und grundlegenden Gegensatzes zwischen positiven und negativen Phantomen. Tatsächlich ging er noch weiter:

«Dieses verdammte Phantom», sagte er. «So ein blödes Ding. Wer braucht so was schon? Gibt es denn keine Möglichkeit, das zu vermeiden? Herrgott, ja», rief er, «*Sie* sind die

Lösung. Bevor sie es abgeschnitten haben, hätten sie mir bloß eine Narkose verpassen, die Nerven durchtrennen und das Bein in einen Gips packen müssen. Dann hätte ich das Gefühl dafür verloren, so wie Sie. Und dann, wenn das Gefühl verschwunden gewesen wäre, *dann* hätte man es abschneiden können! Man muß erst das Gefühl, die Vorstellung von dem Ding loswerden – *dann* kann man das Ding selbst loswerden!»

Ich bewunderte seinen klaren Gedankengang. Die Idee erschien mir gut, ja glänzend. Mir kam der Gedanke, ich könnte sie «medizinisch formulieren» und unter seinem Namen an die Fachzeitschrift «Lancet» schicken: «Einfache Prophylaxe gegen die Entstehung von Phantomen.»

So wie bei ihm war es auch bei den anderen. Sie alle waren viel klüger als die Ärzte, die sie behandelten! Ärzte, jedenfalls solche in Krankenhäusern, in denen akute Fälle behandelt werden, gehen oft davon aus, daß ihre Patienten dumm sind. Aber *niemand* war «dumm», niemand ist dumm, mit Ausnahme der Dummköpfe, die diese Leute für dumm halten. Wenn man in einem Krankenhaus für chronische Fälle jahrelang mit denselben Patienten arbeitet, bekommt man eine größere Achtung für sie – für ihre elementare menschliche Weisheit und die besondere «Weisheit des Herzens». Bei diesem ersten Frühstück mit meinen «Brüdern» – die nicht medizinisch ausgebildete Kollegen, sondern meine Mitpatienten, Mitmenschen waren – und während meines ganzen Aufenthaltes in dem Rehabilitationszentrum erkannte ich jedoch, daß man selbst ein Patient *sein* und ein Patient unter Patienten sein muß, daß man sowohl die Einsamkeit als auch das Gemeinschaftsgefühl im Dasein eines Patienten kennenlernen muß, um eine wirkliche Vorstellung davon zu bekommen, was es *bedeutet*, «ein Patient zu sein», und zu verstehen, welche ungeheure Komplexität und Tiefe die Empfindungen besitzen, in welche Stimmungen die Seele bei jeder Gefühlslage – Qual, Wut, Mut, oder welche Gefühle auch immer beteiligt sind – gerät und welche Gedanken auch in den einfachsten, praktisch orientierten Gemütern entstehen, denn die Erfahrung, die man als Patient macht, *zwingt* einen zum Nachdenken.

Die Kommunikation im Rehabilitationszentrum kam sofort

zustande und reichte tief. Es gab eine Durchlässigkeit, eine Auflösung der normalen Barrieren zwischen uns. Wir kannten nicht nur die Fakten (das Bein vom Doktor, Mrs. P.s Eierstöcke usw.), wir kannten, wir spürten, wir errieten auch die Gefühle des anderen. Wir teilten diese normalerweise verborgenen und privaten Gefühle – Gefühle, die man oft sogar vor sich selbst verbirgt –, und die Tiefe der Anteilnahme und Kameradschaft, die dies bewirkte, das Geben und Teilen so kostbarer Dinge wie Humor und Mut, schien mir höchst bemerkenswert, war mit nichts, was ich kannte, zu vergleichen und überstieg alle meine Vorstellungen. Wir alle hatten Krankheit und Angst durchgemacht, und einige von uns waren durch das Tal gegangen, über dem der Schatten des Todes liegt. Wir hatten die Einsamkeit kennengelernt, die einen überkommt, wenn man krank ist und in einer Anstalt untergebracht wird, jene Einsamkeit, «der nicht einmal die Hölle etwas anhaben kann». Wir alle waren in tiefste Tiefen und undurchdringliche Finsternisse hinabgestiegen, und jetzt befanden wir uns wieder an der Oberfläche und waren wie Pilger, die denselben Weg gingen, einen Weg jedoch, den bis hierher jeder allein hatte zurücklegen müssen. Das Stück, das vor uns lag, versprach anders zu werden. Von nun an würden wir die Reise gemeinsam fortsetzen.

Wir waren durch Zufall zusammengetroffen. Wahrscheinlich würden wir einander nie wiedersehen. Aber diese Verbindung war, solange sie bestand, elementar und tief und beruhte auf einem unausgesprochenen, gemeinsamen Mitgefühl und Verständnis. Die Gewißheit, das intuitive Wissen um das, was wir gemeinsam hatten, die Gewißheit in den Tiefen und Grundlagen unserer Beziehungen war wie ein Geheimnis, das wir alle kannten und das nicht ausgesprochen zu werden brauchte. Tatsächlich waren unsere Unterhaltungen die meiste Zeit vergnügt. Wir machten Witze, wir neckten uns, wir spielten Billard und Banjo, wir unterhielten uns über das Weltgeschehen, die neuesten Fußballergebnisse und die Flirts und Begünstigungen innerhalb des Personals. Oberflächlich gesehen war alles fröhlich und leicht. Ein Außenstehender, der unsere Gespräche belauscht hätte, hätte uns für einen frivolen Verein gehalten. Aber unsere Leichtigkeit überdeckte unergründliche

Tiefen, die stillschweigend da waren und in unseren Worten und in den leichtesten, unbeschwertesten Streichen und Späßen mitschwangen. Wenn wir frivol waren, so war unsere Frivolität der Übermut der Wiedergeborenen und derer, die tiefste Finsternis kennengelernt haben. Ein Außenstehender aber hätte nichts von alledem bemerkt. Er hätte nur die Oberfläche gesehen, nicht aber das, was sich darunter verbarg. Er wäre gar nicht darauf gekommen, daß unsere Späße überhaupt irgendwelche Tiefen verbargen und enthüllten.

Nach dem Frühstück ging ich hinaus – es war ein besonders schöner Septembermorgen –, setzte mich auf eine steinerne Bank, von der aus ich einen weiten Blick in alle Richtungen hatte, stopfte meine Pfeife und zündete sie an. Das war eine neue oder wenigstens fast schon vergessene Erfahrung. Vierzehn Jahre lang *hatte ich nie die Muße gehabt, mir eine Pfeife anzuzünden*, oder wenigstens schien es mir so. Jetzt empfand ich plötzlich ein gewaltiges Gefühl der Muße, eine Entspannung, eine Freiheit, die ich fast vergessen hatte, die mir aber, nun, da sie zurückgekehrt war, kostbarer erschien als alles andere. Es war ein intensives Gefühl von Stille, Frieden, Freude, eine reine Lust am «Jetzt», eine Befreiung von Trieben oder Verlangen. Ich war mir intensiv eines jeden herbstverfärbten Blattes auf dem Boden bewußt; ich war mir intensiv des Paradieses rings um mich her bewußt, hinter dem die breite Anhöhe des Hampstead Heath und die Kirchtürme von Hampstead und Highgate, die die Silhouette der Stadt überragten, zu sehen waren. Die Welt war reglos, erstarrt – alles war in einer Intensität puren Seins konzentriert. Vollkommener Friede und Harmonie lagen über dem Land. Der Friede hatte etwas von Lobpreis und Dank, eine Art stummer, heiliger Intensität, aber diese Stille war auch Gesang und Dank. Ich spürte, wie das Gras, die Bäume, der Park auf dem Heath rings um mich her, die ganze Erde, alle Wesen die Schöpfung priesen. Ich spürte, daß die ganze Welt eine einzige gewaltige Hymne und meine eigene friedvolle Seele ein Teil von ihr war.

Alles um mich her war mir unendlich vertraut. Schließlich war ich ja in der Nähe des Hampstead Heath aufgewachsen und hatte als Junge auf ihm gespielt. Er war für mich immer ein magisches Reich, ein geliebtes und vertrautes Zuhause gewesen. Jetzt aber, an diesem Morgen, der mir erschien wie der erste Morgen der Schöpfung, fühlte ich mich wie Adam, der voller Verwunderung eine neue Welt betrachtet. Ich hatte nicht gewußt oder hatte vergessen, daß in jedem Augenblick eine solche Schönheit, eine solche Vollkommenheit enthalten sein konnte. Ich war mir keiner «Momente» oder einer Abfolge von Momenten bewußt, sondern empfand nur die Vollkommenheit und Schönheit eines zeitlosen, stehenden «Jetzt» – eines nunc stans.

Ein magisches Reich der Zeitlosigkeit war in die Zeit eingefügt worden, eine Intensität des Jetzt, der Gegenwart, die sonst von Vergangenheit und Zukunft verschlungen wird. Plötzlich stellte ich fest, daß ich auf sonderbare Weise vom lästigen Druck der Vergangenheit und der Zukunft verschont war und die unermeßliche Gabe eines unmittelbaren, vollständigen Jetzt genoß. Müßig – nein, nicht müßig, denn in Muße gibt es weder Müßigkeit noch Hast – sah ich zu, wie sich der Rauch aus meiner Pfeife in die unbewegte Luft emporkräuselte. Müßig hörte ich zu jeder vollen Stunde die Glockenschläge, die aus allen Richtungen an mein Ohr drangen: Hampstead rief und läutete Highgate zu, Highgate antwortete Hampstead; sie riefen einander zu, und alle zusammen riefen in die Welt hinaus.

So saß ich da und ließ meine Gedanken schweifen, mein Geist war aktiv, aber voller Frieden. Und des weiteren bemerkte ich, daß ich nicht «einmalig» war und daß noch andere Patienten ohne Eile, ohne Sorgen und in Ruhe in diesem Paradies saßen oder spazierengingen. Wir alle, so nahm ich an – und das bestätigte sich während des angenehmen und zeitlosen Monats meines Aufenthaltes dort –, genossen einen außergewöhnlichen Sabbat der Seele. Eine sonderbare Gelassenheit, die an ein Kloster oder an ein College erinnerte, hielt uns in ihrem sanften Griff. Unabhängig von unseren Lebensumständen war es für uns alle eine eigenartige Zwischenstation, die mit nichts, was wir kannten, zu vergleichen war. Wir waren aus dem puren Leid, den Stürmen und Ängsten der Krankheit, der verzehrenden Ungewißheit, ob wir je wieder gesund werden würden, aufgetaucht, aber noch war unsere Mitwirkung an der täglichen Routine des Lebens oder dessen, was man in dieser unerlösten Welt mit ihren endlosen Verpflichtungen, Kümmernissen und Erwartungen Leben nennt, nicht eingefordert worden. Man gewährte uns ein magisches Zwischenspiel zwischen dem Kranksein und der Rückkehr in die Welt, zwischen einem Dasein als Patient und einem Dasein als Familienvater und Brötchenverdiener, zwischen «drinnen» und «draußen», zwischen Vergangenheit und Zukunft. Die Stimmung, die an diesem Samstagmorgen herrschte, blieb erhalten; auch eine Woche, einen Monat später war sie nicht verblaßt.

In einem anderen September, in einem anderen Jahr lese ich heute, nachdem ich nach einer Zeit der Sorgen endlich Frieden gefunden habe, was Hannah Arendt* über «Die Lücke zwischen Vergangenheit und Zukunft: das nunc stans» geschrieben hat. Diese Lektüre ist mit dem Erinnern verwoben: Für eine Weile schweifen meine Gedanken zurück, und ich schreibe, und dann mache ich eine Pause und lese Hannah Arendt. Sie spricht von einer «zeitfreien Region, einer ewigen Gegenwart in vollkommener Ruhe, jenseits aller menschlichen Uhren und Kalender... einer Ruhe des Jetzt in der von der Zeit bedrängten, umhergeschleuderten Existenz des Menschen... Dieses kleine, zeitlose Gebiet mitten im Herzen der Zeit», und davon, daß dies die eigentliche Heimat, die einzige Heimat von Geist, Seele und Kunst ist, der einzige Punkt, an dem Vergangenheit und Zukunft zusammengeführt und das Muster und die Bedeutung des Ganzen klarwerden. Eben diese Zeitlosigkeit wurde mir gewährt – es war das besondere Geschenk von Kenwood.

Leider habe ich Oxford in meiner Studentenzeit als etwas Selbstverständliches betrachtet und die Vergünstigungen, die Zeitlosigkeit dieser Institution nicht zu würdigen oder zu nutzen vermocht, aber nun war ich mir der Vergünstigung, die ich erfuhr – dieses besondere Zwischenspiel, das mir in der Zeit

* Vom Leben des Geistes, Bd. 1: Das Denken. München (Piper) 1979, Kapitel 20. (Anm. d. Übers.)

der Rekonvaleszenz gewährt wurde –, sehr bewußt. Ich fühlte das ganz deutlich. Jedem im Zentrum ging es so. Für viele, denen Arbeit oder Familie im Genick saßen und die sich ständig sorgten und ängstigten, war es die erste wirkliche Zeit der Muße, der erste Urlaub, den sie je gehabt hatten, das erste Mal, daß sie Zeit fanden zu denken oder zu fühlen. Während dieser Zeit dachten wir alle, jeder auf seine Art, gründlich nach und wurden durch diese Erfahrung, so nehme ich an, grundlegend und manchmal für immer verändert.

Im Krankenhaus hatten wir unser Gefühl für die Welt verloren. Erst im Rehabilitationszentrum begegneten wir wieder der Welt – wenn auch einer entfernten, abgemilderten, verkleinerten Welt. Meinen ersten Morgen hatte ich damit verbracht, in der Sonne zu liegen und kurze Entdeckungsreisen in den Park zu unternehmen; damals konnte ich mit Stützen ein paar Minuten lang gehen. Am Nachmittag schaffte ich es bis zum Tor des Geländes. Dabei hatte ich eine Steigung zu überwinden, und das erschöpfte mich vollkommen. Keuchend und zitternd ließ ich mich beim Tor nieder. Meine Schwäche und Unfähigkeit wurden mir mit überwältigender Deutlichkeit vor Augen geführt. Auf den Bolzplätzen von Highgate auf der anderen Seite der Straße sah ich eine Schulmannschaft beim Rugbytraining, ein Anblick, der mir sonst immer gefallen hatte. Ich war erstaunt und erschreckt über den Haß, der mich überkam. Ich haßte ihre Gesundheit, ihre starken jungen Körper. Ich haßte ihre sorglose Ausgelassenheit und Freiheit – ihre Freiheit von den Beschränkungen, die ich so übermächtig in mir selbst spürte. Mit bösartigem Neid sah ich ihnen zu, mit der gemeinen Verbitterung, der giftigen Bosheit des Invaliden. Dann wandte ich mich ab: Ich konnte sie nicht länger ertragen. Und auch meine eigenen Gefühle, meine Häßlichkeit, die mir vor Augen geführt wurde, konnte ich nicht mehr ertragen.

Irgendwie beruhigte ich mich, indem ich mir sagte: «Das bin ich nicht – das ist nicht mein wirkliches Ich. Das alles redet mir nur die Krankheit ein. Das ist ein häufig geschildertes Phänomen: die haßerfüllte Bosheit der Kranken.»

Und ich fügte hinzu: «Kann sein, daß du es *fühlst*, aber du darfst es auf keinen Fall *zeigen*.»

Sehr erschüttert und erschreckt humpelte ich wieder zu meiner Bank. Der Tag war noch immer sonnig, aber moralisch verhangen.

Am nächsten Tag hatte ich ein ähnliches Erlebnis, als ich einen Spaziergang durch den Park machte und an ein kleines Gehege mit Kaninchen kam. Zu meiner Überraschung überfiel mich wieder wilder Haß: «Wie können sie es *wagen* herumzutollen, wenn *ich* behindert bin?» Genauso erging es mir, als ich eine wunderschöne Katze sah, die ich eben wegen ihrer Schönheit und Eleganz haßte.

Ich war entsetzt über diese Reaktionen, diese gehässige, bittere Abkehr vom Leben, diese plötzlichen Ausbrüche von Verbitterung nach meinen begeisterten lyrischen Höhenflügen. Aber sie waren lehrreich, und es war wichtig, sich ihnen zu stellen, wichtig auch, sie zu *beichten*, damit andere sie verstanden. Und hier waren meine Mitpatienten eine wunderbare Hilfe, denn als ich ihnen schamrot und stotternd meine Gefühle gestand, sagten sie: «Keine Sorge, das war bei uns genauso. Da muß jeder durch – aber es wird bald vergehen.»

Ich hoffte, daß sie recht hatten. Sicher konnte ich mir nicht sein. Das einzige, dessen ich mir zu dieser Zeit sicher sein konnte, war mein Haß. Freundlich lächelte ich den Alten und Hinfälligen zu; tatsächlich konnte ich niemand anderes ertragen. Beim Anblick von Kranken und Leidenden ging mir das Herz über, aber es verschloß sich sofort, sobald mir Gesundheit vorgeführt wurde.

Am Montag aber, als das Krankengymnastikprogramm begann und die Therapeutin mich beruhigte, mich sehr ermutigte und mir das Gefühl gab, daß ich vielleicht doch auf eine praktisch vollständige Wiederherstellung hoffen durfte, entdeckte ich, daß mein Haß verschwunden war. Ich streichelte die Katze, fütterte die Kaninchen und brachte mit viel Vergnügen eine Stunde damit zu, den jungen Rugbyspielern zuzusehen. Hier fand also eine grundlegende Hinwendung zum *Leben* statt.

Selbst Jahre später fällt es mir noch schwer, über all dies zu schreiben. Es ist leicht, sich an die guten Dinge im Leben zu erinnern, die Zeiten, wenn das Herz jubelt und sich weitet, wenn alles in Liebe und Güte gebettet ist; es ist leicht, sich an die Schönheit des Lebens zu erinnern – wie edel, wie großzügig man war, wieviel Mut man angesichts von Hindernissen bewiesen hat. Es ist schwerer, sich zu erinnern, wie haßerfüllt man gewesen ist.

Ich hatte gelogen, als ich sagte: «Das bin ich nicht – das ist nicht mein wirkliches Ich. Das redet mir nur die Krankheit ein.» Denn die Krankheit hat keine Stimme, und der da sprach, war tatsächlich ich, ein boshaftes Ich. Wie kann ich behaupten, meine Güte, meine erhabenen Gefühle stellten mein «wirkliches Ich» dar, während meine Boshaftigkeit und Erbitterung lediglich «Krankheit», nicht aber ich, seien?

Bereitwillig nehmen wir an anderen wahr, was wir an uns selbst nicht sehen wollen oder nicht zu sehen wagen. Die Patienten, mit denen ich arbeite, sind chronisch Kranke. Bei ihnen besteht wenig oder keine Hoffnung auf eine Genesung, und das wissen sie. Einige von ihnen besitzen beachtlichen Humor und Tapferkeit, eine unverdorbene, liebevolle und bejahende Einstellung zum Leben. Andere aber sind verbittert, bösartig und haßerfüllt – sie sind mörderisch und dämonisch in ihrem Haß und ihrer Boshaftigkeit. Es ist nicht die Krankheit, sondern die Person, die sich hier zeigt, ihr Zusammenbruch oder ihre Verderbtheit als Folge der Grausamkeit des Lebens. Wenn wir jung, schön, talentiert, stark sind, wenn wir Ruhm, Vermögen, Gunst, Erfüllung erlangen, ist es leicht, nett zu sein und der Welt mit Wärme zu begegnen. Aber wenn wir in Ungnade fallen, entstellt werden, behindert oder verletzt sind, wenn wir Gesundheit und Kraft, Vermögen und Gunst verlieren, wenn wir uns krank und elend fühlen und keine rechte Hoffnung auf Genesung haben – dann wird unsere Veranlagung, unsere moralische Charakterstärke bis an die Grenzen ihrer Belastungsfähigkeit auf die Probe gestellt.

Obwohl ich nur leicht auf die Probe gestellt wurde, war meine Reaktion häßlich. Aber das ging bald vorbei. Ich mußte nicht mit einer dauernden Behinderung leben – mit einem *Gefühl*, von nun an ständig mit Behinderung und Unglück fertig werden zu müssen. An meinem Tisch saß noch ein anderer Patient, der nach jahrelangen, zunehmenden Herzbeschwerden gerade am offenen Herzen operiert worden war. Die meiste Zeit hatte er Schmerzen, und er sah verhärmt und alt aus und hatte einen gemeinen, stinktierartigen Blick. Er gab sich große Mühe, die Erbitterung zu verbergen, die sein Elend noch vergrößerte und für die er sich schämte, aber auch wenn er sich eher auf die Zunge biß, als etwas zu sagen, verrieten ihn doch seine Augen. Und auch *meine* Gefühle für ihn, die nicht die freundlichsten waren, müssen mir anzumerken gewesen sein, denn eines Tages brach es aus ihm heraus: «Bei Ihnen ist alles in Ordnung. Ihnen geht es immer besser. Sie werden bald gesund sein. Sie werden tun können, was Sie wollen. Aber was sehen Sie, wenn Sie mich mit den Augen eines *Arztes* betrachten? Ich habe ein schwaches Herz, miserable Gefäße, und der Bypass funktioniert nicht. Klar, irgendwann kann ich raus, aber ich werde wieder hierher zurückkommen. Ich bin schon fünfmal hiergewesen. Mittlerweile kennen die mich hier. Die Leute sehen mir nicht gern ins Gesicht. Sie sehen, daß ich zum Tode verurteilt bin und daß ich es schwer nehme. Sie sehen meine blauen Lippen und auch meine Verbitterung – so wie *Sie* es sehen und dann so tun, als hätten Sie nichts bemerkt. Nicht nett, kein schöner Anblick, nicht würdig, nicht schön. Aber sagen Sie mir, mein Freund, was zum Teufel ich tun soll, um das zu ändern!»

Wie ein College bot das Rehabilitationszentrum Struktur und Freiheit – und beides in einem vielleicht ungewöhnlichen Maß. Es gab feste Essenszeiten und im Speiseraum gedeckte Tische für die Patienten, es gab feste Zeiten für Physiotherapie und andere Aktivitäten, feste Zeiten für ärztliche Untersuchungen und, wenigstens zu Beginn meines Aufenthaltes, feste Zeiten für alle anderen Besuche. Anfangs war es überhaupt nicht und später nur mit Einschränkungen erlaubt auszugehen. Man mußte eine Genehmigung einholen und zur festgesetzten Zeit zurück sein. Und doch gab es, im Gegensatz zu diesen fast klösterlichen Einschränkungen, die Zeitlosigkeit, die Freiheit, den Idealismus eines Klosters. Ein einziger Gedanke, ein einziges Gefühl vereinte uns: Wir befanden uns auf einer langen Pilgerfahrt, die uns schließlich nach Hause und zurück in die Gesundheit führen würde, und dieser Gedanke hatte etwas Andächtiges und gleichzeitig etwas Praktisches. Dies war die einigende Kraft und der Mittelpunkt in unserem Leben, und vielleicht war dieses Konzept gar nicht so weit von dem eines Klosters oder eines College im besten Sinne entfernt. Wir hatten die Krankheit kennengelernt, wie man Verirrung oder das Böse kennenlernt, und suchten nun Gesundheit, das wiederhergestellte Gleichgewicht des Seins, wie man Güte und Wahrheit sucht.

Der Tagesablauf und die gesetzten Grenzen waren wichtig. Ohne sie wären wir vielleicht in Planlosigkeit und Chaos abgetrieben, hätten unsere Fähigkeiten falsch eingeschätzt, regressiv und untätig dagelegen oder uns weit über unsere Grenzen hinaus angetrieben. Noch besaß keiner von uns die Widerstandskraft, die mit der Gesundheit einhergeht. Wir waren noch schwach und gefährdet und brauchten Pflege und eine Struktur. Wir waren noch nicht in der Lage, uns körperlich der Freiheit der Gesundheit, ihres unreflektierten Überschwanges, ihrer Ausgelassenheit und Fülle zu erfreuen. Daher mußten unser Leben, unsere täglichen Aktivitäten begrenzt werden, und eine Annäherung an die Normalität durfte nur nach und nach erfolgen.

Ich brach immer wieder aus und übertrieb ständig. So unternahm ich, verführt von den weiträumigen Rasenflächen, die sich bergab neigten, und der Leichtigkeit des schwungvollen Abstiegs, einen ausgedehnten Spaziergang im Park – nur um am Fuß des Hügels, wo der Bach floß, festzustellen, daß ich völlig erschöpft war; und auf dem mühsamen Rückweg merkte ich, daß Kraft und Tonus im linken Bein dahinschmolzen, und bekam zu allem Überfluß einen schweren Bluterguß im Knie, der mich für vierundzwanzig Stunden ans Bett fesselte. Immer wieder schien alles so täuschend leicht zu sein, aber auch ganz einfache Dinge waren mit immensen Anstrengungen und Schwierigkeiten verbunden. Es war nicht leicht, ins Bett zu gehen oder aufzustehen oder sich auf die Toilette oder einen Stuhl zu setzen. Die Stützen mußten immer zur Hand sein, ebenso wie die einen Meter lange Greifzange, mit der ich weiter entfernte Gegenstände erreichen konnte. Ich hatte Schwierigkeiten, mir morgens meinen linken Strumpf anzuziehen, und mußte mich eines Kunstgriffs bedienen, bei dem ich den Strumpf auswarf, wieder einholte und dabei über den Fuß zog – das Ganze war wie eine Übung im Fliegenfischen.

Wir waren hier, um zu genesen. Wir mußten wieder gesund werden. Aber das ist kein automatischer und einfacher Prozeß, auch wenn das Erkranken von selbst geschehen kann. Es ist vielleicht bedeutsam, daß wir im Englischen das Pendant zu «sickening», nämlich «healthening», nicht kennen, kein entsprechendes Wort oder Konzept für diesen Prozeß des Gesundens haben. Statt dessen verwenden wir das Wort «healing» («heilen»), das «making whole» («ganz machen») bedeutet, und dieses Wort beinhaltet keinen Prozeß, sondern eine Handlung – viele Handlungen.

Natürlich gibt es eine automatische Genesung, zum Beispiel wenn Gewebe in Mitleidenschaft gezogen ist. Für den Chirurgen war dies auch die einzige Bedeutung von «Genesung». Gewebe war verletzt und wieder zusammengefügt worden; seine Arbeit war damit erledigt, denn das Verheilen von Gewebe erfolgt automatisch. Strenggenommen, aus der Sicht des Chirurgen, des «Knochenklempners», hatte er recht, auch wenn er mit einer gewissen Griesgrämigkeit «postoperative Physiotherapie» verschrieben hatte, als handle es sich bei dieser ganzen Sache um etwas rein Medizinisches oder Mechanisches...

Nun hatte und hat dies aber einen mechanischen Aspekt. Muskeln müssen gebraucht werden, sonst verlieren sie Kraft und Tonus. Übung ist nötig und gut für die Muskeln – nötig, und doch nicht genug. Denn Gehen, Stehen, ganz zu schweigen von komplexeren motorischen Fertigkeiten und Aktivitäten, erfordert nicht nur Muskelarbeit (auch wenn, wie in meinem Fall, die hauptsächliche Verletzung Muskeln betrifft). Eine Rehabilitation schließt Aktion, *Handlungen*, ein. Eine Rehabilitation muß auf das Wesen der Handlungen abzielen und darauf ausgerichtet sein, wie man sie wieder verfügbar macht, wenn sie sich aufgelöst haben und «verlorengegangen» oder «vergessen worden» sind. Ohne das wäre ich, wie Hippokrates sagt, tatsächlich bettlägerig geblieben.

Aber dazu war ich nicht durch eine Willensanstrengung oder aus eigener Kraft imstande. Der Anstoß, der Impuls mußte von außen kommen. Ich mußte es *tun*, ich mußte das Neue Handeln entstehen lassen, aber andere mußten mir dabei Geburtshilfe leisten und *sagen*: «Tu es!» Sie waren diejenigen, die mir die Erlaubnis dazu gaben, die es mir verschrieben, sie waren die Geburtshelfer des Handelns – und natürlich waren sie auch diejenigen, die mich unterstützten und ermutigten. Und das Hindernis war nicht bloß eine Neurose oder meine Passivität. Jeder Patient, ganz gleich wie energisch oder willensstark er ist, trifft, wenn er seinen ersten Schritt machen und etwas Neues tun (oder wieder tun) soll, auf genau dieselben Schwierigkeiten. Er kann es sich nicht vorstellen – «das Vorstellungsvermögen ist eingeschränkt» –, und verständnisvolle Außenstehende müssen ihm den Anstoß zum Handeln geben. Sie vermitteln sozusagen zwischen Passivität und Handeln.

Dies war die entscheidende Tat, der Höhepunkt der Genesung. Aber es war nicht der Abschluß, sondern nur der Anfang, und wenn ich danach noch weitere sechs Wochen im Rehabilitationszentrum verbringen mußte, so darum, weil andere, ähnliche Schritte erforderlich waren und die Wiederherstellung höherer Funktionen nicht reibungslos und automatisch erfolgt. So gesehen ist Rehabilitation eine Rekapitulation, eine zweite Kindheit, denn wie die Kindheit ist sie mit maßgeblichen Lernakten, unvermittelten Aufstiegen von einer Ebene zur nächsten verbunden, wobei die nächsthöhere Ebene immer unvorstellbar bleibt. Die Physiologie, oder jedenfalls die Physiologie der höheren Funktionen, ist abhängig von und eingebettet in Erfahrungen und Handlungen, und wenn Erfahrungen und Handlungen nicht möglich gemacht werden – dies ist im Grunde die Rolle des Lehrers oder Therapeuten –, wird das Nervensystem, die Organisation, weder heilen noch zur vollen Entwicklung gelangen.

Deshalb konnte ich im Rehabilitationszentrum, obwohl ich täglich stärker wurde und dieselben Dinge mit immer größerer Kraft und Leichtigkeit tun konnte, nichts anderes oder Neues tun. Dazu war immer das Eingreifen eines anderen nötig. Das wurde mir sehr eindrucksvoll vor Augen geführt, als es für mich an der Zeit war, «aufzusteigen» und nur noch eine einzige Stütze und dann, später, lediglich einen Gehstock zu gebrauchen.

Es gab einen besonders guten und verständnisvollen jungen Chirurgen, der dreimal pro Woche ins Rehabilitationszentrum kam, ein Mann, der sich auf sein Gegenüber einstellen konnte und mit dem eine Kommunikation möglich war. Einmal fragte ich ihn, woher das komme (ihm konnte ich eine solche Frage stellen, während ich meinen Arzt im Krankenhaus nichts, oder fast nichts, hatte fragen können).

«Ganz einfach», antwortete er. «Vielleicht haben Sie die Antwort schon erraten. *Ich habe das alles selber durchgemacht.* Ich hatte mal ein gebrochenes Bein... *Ich weiß, wie das ist.*»

Als also Mr. Amundsen sagte, es sei an der Zeit, den nächsten Schritt zu tun und *eine* Stütze aufzugeben, sprach er mit Autorität – jener einzigen echten Autorität, die auf Erfahrung und Verständnis beruht. Ich glaubte ihm. Ich glaubte an ihn. Aber was er vorschlug war – unmöglich.

«Das ist unmöglich», stammelte ich. «Das kann ich mir nicht einmal vorstellen.»

«Sie brauchen es sich auch nicht ‹vorzustellen›, Sie brauchen es nur zu *tun.*»

Ich raffte mich auf und versuchte es, zitternd vor Anspannung – und sofort strauchelte ich und fiel der Länge nach hin. Ich versuchte es noch mal und fiel wieder hin.

«Keine Sorge», sagte er. «Es *kommt* einfach, Sie werden sehen.» Es «kam» später an diesem Tag, aber in einem *Traum.*

Etwa zu dieser Zeit bekam ich einen Anruf von einem Freund. Er sagte, in der Westminster Abbey werde ein Gottesdienst zum Todestag von W. H. Auden abgehalten werden und fragte mich, ob ich kommen könne. Ich liebte und verehrte Auden und wäre gern hingegangen. Überdies fühlte ich mich verpflichtet, ihm diese letzte Ehre zu erweisen. Ich befand mich in einem schmerzhaften Konflikt, aber die Angst gewann die Oberhand:

«Es tut mir schrecklich leid», sagte ich. «Natürlich würde ich gern kommen, wenn es möglich wäre. Aber im Augenblick ist das, fürchte ich, vollkommen unvorstellbar. Ich wollte, ich könnte kommen, aber daran darf ich nicht einmal denken.» Tja, genau das waren meine Worte.

Am nächsten Morgen kam die Krankengymnastin zu mir – sie hatte auf meinem Tisch die Druckfahnen eines Artikels gesehen, den ich über Auden geschrieben hatte – und bemerkte: «Es soll ein sehr bewegender Gottesdienst gewesen sein. Erzählen Sie mal – Sie sind ja doch dabeigewesen.»

Ich war wie vom Donner gerührt. Meine Begriffswelt schien zu schwanken. «Aber», stammelte ich, «das konnte ich doch nicht.»

«Warum nicht?» wollte sie wissen.

«Man hat mich gebeten, und ich wollte auch, aber es war unvorstellbar, ich durfte nicht einmal daran denken.»

«Unvorstellbar!» rief sie. «Sie durften nicht einmal daran denken? *Natürlich* hätten Sie gehen können. Sie hätten gehen sollen. Was zum Teufel hat Sie davon abgehalten? Warum sollten Sie nicht hinausgehen?»

Mein Gott, sie hatte recht! Wer oder was hielt mich ab? Was für einen Unsinn hatte ich von mir gegeben, als ich gesagt hatte, ich dürfe nicht einmal daran denken? In dem Augenblick, in dem sie sich dazu äußerte und sagte «Warum nicht?», verschwand eine große Barriere – obwohl ich diese gar nicht als Barriere empfunden, sondern lediglich gedacht hatte, daran sei gar nicht zu denken. War ich «geschwächt» oder war «das Vorstellungsvermögen geschwächt»?

Was immer der Grund war – ihre Worte befreiten mich, und ich sagte: «Verdammt, dann gehe ich jetzt sofort aus!»

«Gut», antwortete sie. «Das ist auch höchste Zeit.»

Rasch und ohne nachzudenken ging ich zum Tor hinaus und den Hügel nach Highgate hinauf. Wie herrlich! Die reine Ekstase! Mein erster Spaziergang nach draußen. Bis zu diesem Spaziergang, bis zu diesem Moment war an Ausgehen «nicht zu denken» gewesen – ich hatte mich wie ein Insasse und Invalide gefühlt und konnte mir etwas anderes nicht vorstellen. Ich war völlig außerstande gewesen, diesen entscheidenden Schritt zu tun. Um nach draußen, in die weite Welt hinaus zu gehen, hatte ich ihr «Warum nicht?» gebraucht.

Auf dem Highgate Hill fand ich ein kleines Restaurant und

ging kühn und ohne zu zögern hinein, um einen Tee zu trinken.

«Sie haben's geschafft», sagte die Kellnerin. «Endlich haben Sie's bis hierhin geschafft.»

«Kennen Sie mich?» fragte ich erstaunt.

«Nicht persönlich», sagte sie. «*Aber ich weiß, wie das ist.* Ihr sitzt da im Rehabilitationszentrum, bis ihr kurz vor dem Explodieren seid – und dann explodiert ihr tatsächlich, und die Explosion trägt euch den steilen Hügel von Highgate hinauf und genau in dieses Lokal, wo ihr dann die erste Mahlzeit draußen zu euch nehmt.»

«Ja», sagte ich, «stimmt genau.»

Und dann bestellte ich mir nicht nur ein Kännchen Tee, sondern, zur Feier meiner Befreiung, ein regelrechtes Festmahl.

«Das tun alle!» erklärte die Kellnerin.

«Sie alle», «ihr alle». Was kümmerte es mich? Eigentlich freute es mich, daß ich offenbar genau dasselbe getan hatte wie viele andere vor mir. Es gab mir das Gefühl, weniger abgesondert, entfremdet oder «einmalig» zu sein: Es stieß mich in eine eingefahrene Spur, und damit war ich unter anderen Menschen, ein Teil der Welt.

Ich bestellte fast alles, was auf der Karte stand, von Krabbentoast bis zu Rumkugeln und Baisers, und alles war herrlich, das reinste Liebesmahl (orale Musik). Es war nicht nur herrlich, sondern heilig – ich empfand das Mahl als ein Sakrament, mein erstes Teilhaben an der Welt. Mehr als sechs Wochen hatte ich der Welt nun schon entsagen müssen. Ich verspürte einen Hunger auf die Welt und genoß das Essen wie ein Festmahl. Mit jedem heiligen Bissen – und ich aß langsam, wenn auch eine gewaltige Menge, erfüllt von Dank und Ehrfurcht – hatte ich das Gefühl, daß ich an diesem heiligen Fest, der Welt, teilnahm. Die Substanz, die Sinnlichkeit, war auch etwas Spirituelles. Das Essen und die Getränke waren gesegnet – ein heiliges Fest.

Von diesem Augenblick an war ich nicht mehr zu bremsen. Ich ging ständig aus, ich verliebte mich in die Welt, ich mietete mir Taxis mit derselben Extravaganz wie der Potentat eines fremden Landes, der London besucht. Und in gewisser Weise fühlte ich mich auch so. Ich war wie ein Mann, ein König, der lange im Exil gelebt hat und nun nach Hause kommt, und dem von der Welt, in die er zurückkehrt, ein herrliches, überschwengliches Willkommen bereitet wird. Ich wollte liebe, vertraute Gebäude umarmen, ich wollte Passanten auf der Straße umarmen, sie in die Arme schließen und verschlingen wie mein erstes Mahl in jenem Restaurant, denn auch sie gehörten zu diesem wundervollen Fest. Ich muß viel gelächelt und gelacht oder auf andere Weise Fröhlichkeit und Liebe ausgestrahlt haben, denn von beidem wurde mir umgekehrt eine Menge zuteil, besonders in den Wirtschaften rund um Hampstead – herrlichen, fröhlichen, belebten Wirtschaften mit Gärten und Markisen, die hell in der Sonne leuchteten, und den freundlichsten und sympathischsten Menschen der Welt. Meine Stützen (denn ich benutzte Taxis und brauchte zum Ein- und Aussteigen beide) und mein Gipsverband dienten mir als unbegrenzt gültiger Paß. Wohin ich auch ging, wurde ich willkommen geheißen und stand im Mittelpunkt des Interesses. Und ich, der ich so zurückhaltend und schüchtern gewesen war, genoß das. Ich sang, warf Darts, lachte und erzählte gewagte Geschichten.

Überall und in mir selbst entdeckte ich eine rabelaissche Lebenslust – eine rauhe, aber festliche und ganz und gar keusche Lebenslust. Gleichzeitig aber suchte ich auch die verschwiegenen Nebenstraßen des Lebens, die stillen Lichtungen, die mondbeschienenen Wege, um zu meditieren. In jeder Lebenslage wollte ich Dank sagen – in Zeiten des Tatendrangs und in Zeiten der Ruhe, mit anderen oder allein, in Gesellschaft von Freunden und in Gesellschaft von Fremden, im Denken und im Handeln. Diese Zeit war außerordentlich intensiv, aber für mich hatte sie etwas Gesundes, nichts Manisches oder Krankes. Ich hatte das Gefühl, daß dies die Art und Weise war, wie man die Welt betrachten *sollte* und daß sie in Wirklichkeit so war, nur daß man zu abgestumpft und vernagelt war, um es wahrzunehmen. Ich fühlte mich so fröhlich und unschuldig wie ein neugeborenes Kind.

Und wenn dies «die Wahrheit» war, wenn dies so war, wie es sein sollte, wie konnte man die Welt dann *langweilig* finden?

Ich fragte mich, ob das, was man normalerweise «normal» nennt, nicht selbst eine Art Langeweile, ein Absterben von Geist und Gefühl war, wenn nicht sogar ein Verschließen dieser Türen. Was mich betraf, so befand ich mich jetzt, da ich befreit, erlöst und aus der finsteren Nacht und dem Abgrund aufgestiegen war, in einem Rausch von Licht und Liebe und Gesundheit.

Ich spürte, daß in meinem Leben eine tiefe Krise stattgefunden hatte und daß ich von jetzt an ganz und gar und für immer verändert sein würde. Ich würde weniger, nein, ich würde nichts als selbstverständlich hinnehmen. Ich würde das Leben und alles Sein als das kostbarste Geschenk betrachten, als etwas, das verletzlich und gefährdet war und das einem unendlich teuer sein mußte.

Am Montag, dem 7. Oktober, sechs Wochen nach meiner Operation, wurde ich zu einer letzten Untersuchung noch einmal ins Krankenhaus gebracht. Wenn alles in Ordnung war, würde der Gips entfernt, endgültig entfernt werden. Ich hatte keine Angst, denn ich wußte, daß alles in Ordnung war, und ich wollte mich von dem Arzt, den ich einst verflucht hatte, sowie von seinem Team in einer freundschaftlichen Atmosphäre verabschieden.

Glücklicherweise trat das auch ein und stellte kein Problem dar. Mr. Swan fand einen vor Dankbarkeit strahlenden Patienten vor, der nichts als Freundlichkeit und Reue über seinen einstigen Zorn zeigte. Ihm blieb nichts anderes übrig, als seinerseits mit Freundlichkeit darauf zu reagieren, wenn auch seine Reaktion etwas Zurückhaltendes und Schüchternes hatte. Er lächelte, aber nicht breit, er schüttelte mir die Hand, aber nicht mit Wärme, er war freundlich, aber nicht herzlich. Ich wunderte mich, daß er in meinen Augen je eine solche Abscheulichkeit besessen hatte, denn er war nicht wirklich abscheulich, ebensowenig wie er liebenswert war. Er war nur ein anständiger, stiller, fachlich kompetenter und reservierter Mann, ein bewundernswerter Techniker (das hatte ich zu keinem Zeitpunkt bezweifelt), dem aber angesichts starker Emotionen unbehaglich zumute war und der emotionale Ansprüche nicht befriedigen konnte – zumindest wenn sie so extrem waren wie die, die ich in meiner Seelenqual gestellt hatte. Aber jetzt waren diese Qualen überstanden und meine Befürchtungen zerstreut, jetzt ging es mir *besser*, und ich stellte keine Ansprüche, und das gefiel ihm sehr und erlaubte ihm ein schwaches Lächeln. So wie er sich für mich verändert hatte, so hatte ich mich zweifellos auch in seinen Augen verändert. Ich stellte mir vor, wie er sich später mit seinem Team unterhielt: «Kein schlechter Bursche, dieser Sacks – ein bißchen gefühlsbetont natürlich. Hier im Krankenhaus war er zwar ziemlich lästig, aber vielleicht war es auch eine schwierige Zeit für ihn. Möchte selbst nicht in so einer Situation sein. Aber jetzt geht es ihm wieder bestens, oder? Das Bein sieht doch großartig aus. Ende gut, alles gut.» Und damit würde er mich vergessen.

Ja, tatsächlich: Ohne den Gips sah mein Bein großartig aus – auch wenn es noch immer dünner (und etwas kühler) als das andere Bein war, war es wieder gut mit Muskeln versehen, und die Operationsnarbe war sauber und ordentlich, und auch sie sah irgendwie gut aus, besonders wenn ich sie als Andenken an eine in heroischem Kampf davongetragene Wunde betrachtete. Von der Entfremdung, die mich vier Wochen zuvor so erschreckt hatte, war nichts mehr geblieben. Das Bein war ganz offenbar lebendig, wirklich, aus Fleisch und Blut, und gehörte ohne jeden Zweifel mir. Nur im Kniebereich hatte ich ein leicht verschwommenes oder merkwürdiges Gefühl. Ich war daher etwas überrascht, daß sich die Haut überall dort, wo der Gips gewesen war, taub, absolut taub, wie örtlich betäubt anfühlte. Es war keine tiefgehende Taubheit – die Propriozeption schien normal (dies ging mit dem normalen, nicht entfremdeten Gefühl des Beins einher) –, sondern eine starke, oberflächliche Taubheit.

Während ich im Krankenwagen nach Kenwood zurückgefahren wurde, rieb und knetete ich das Bein, und dadurch kam, da ich die Haut und ihre Rezeptoren stimulierte, von Minute zu Minute mehr Gefühl in das Bein, und nach einer Stunde, am Ende der Fahrt, war es fast ganz zurückgekehrt. Ob diese Taubheit daher rührte, daß der Gipsverband normale sensorische Empfindungen verhindert hatte, oder ob sie eine Folge des ständigen Drucks war, konnte ich nicht sagen. Ich erfuhr, daß andere Patienten eine ähnliche oberflächliche, vorübergehende und anscheinend nicht besonders gravierende Taubheit an sich festgestellt hatten. Der Verlust des sensorischen Tiefengefühls jedoch, der Propriozeption, war eine ganz andere, geradezu tödliche Sache...

Ich sage «fast», weil meine Bemühungen in einem Bereich an der Außenseite des Oberschenkels und Knies nichts bewirkten. Hier stellte sich keinerlei sensorisches Empfinden ein. An dieser Stelle waren die zur Haut führenden Verästelungen des Schenkelnervs bei der Operation durchtrennt worden.

Nun war ich vom Gips befreit, aber ein letztes Problem blieb noch: Ich mußte das Knie, das vollkommen starr schien und überdies durch die gewaltige Menge von Narbengewebe wie versteinert war, beweglich machen. Zu diesem Zweck mußte ich mein Bein täglich eine halbe Stunde mit Gewalt beugen und strecken und so versuchen, das harte Narbengewebe aufzulockern und nachgiebig zu machen.

Da alles gut verlief, wurde mir am Freitag erlaubt, eine Nacht zu Hause zu verbringen. Die ganze Familie war versammelt, um mich willkommen zu heißen – es war der Vorabend des Sabbats. Am nächsten Morgen ging ich mit meinem Vater und meinen Brüdern zur Synagoge, wo wir alle aufgerufen wurden, aus der Schrift vorzulesen. Und dies war ein unbeschreibliches Erlebnis, denn jenseits meiner Familie fühlte ich mich in der Gemeinde und jenseits der Gemeinde in der Schönheit alter Traditionen und jenseits davon in der höchsten, ewigen Freude des Gesetzes geborgen. Die Stelle, die verlesen wurde, stammte vom Anfang des Buches Genesis und paßte zu einem Mann, der sich wie neugeboren fühlte; kurz zuvor nämlich, an Simchat Thora – dem Fest der Gesetzesfreude –, war der jährliche Turnus der Gesetzeslesung abgeschlossen und von neuem begonnen worden. Man hatte den Schofar geblasen und dann laut gerufen: «Nun ist die Welt aufs neue erschaffen.»

Der Gottesdienst, die Zeremonien, die biblischen Geschichten hatten jetzt einen Sinn, wie sie ihn zuvor nie wirklich gehabt hatten. Der vergangene Monat war von einem pantheistischen Gefühl durchdrungen gewesen, einem Gefühl, daß die Welt Gottes Geschenk war, für das man ihm danken mußte. Jetzt entdeckte ich in den religiösen Zeremonien und Geschichten eine echte Parabel auf meine eigene Situation und Erfahrung: die Erfahrung von Heimsuchung und Erlösung, von Finsternis und Licht, von Tod und Wiedergeburt – die Erfahrung der «Pilgerfahrt», die das Schicksal oder meine Verletzung mir aufgezwungen hatte. Zum erstenmal in meinem Leben hatten die Symbole und Geschichten aus der Schrift für mich eine Bedeutung. Ich hatte das Gefühl, daß meine eigene Geschichte die Form einer solchen universellen existentiellen Erfahrung hatte, der Reise einer Seele in die Unterwelt und wieder zurück, die Form eines spirituellen Dramas – auf einer neurologischen Grundlage.

In gewisser Weise war meine Erfahrung religiöser Art gewesen: Als ich mein Bein «verloren» hatte, war es in meinen Augen eindeutig verbannt, von Gott verlassen gewesen, und als es mir wieder zurückgegeben wurde, empfand ich das als etwas Transzendentales. Gewiß war das auch eine fesselnde wissenschaftliche und kognitive Erfahrung gewesen, aber sie hatte die Grenzen von Wissenschaft und kognitivem Denken transzendiert. Es erschien mir wahrscheinlich, daß dies eine dauerhafte Verwandlung bewirken und mich für die Philosophie und Religion öffnen würde, ohne auch nur im mindesten etwas an meiner Leidenschaft für die Wissenschaft, an meiner wissenschaftlichen Exaktheit zu ändern. Ich sah, ich sah voraus, daß beides in mir in Einklang kommen würde.

Zwölf Tage später wurde ich als vorbildlich Genesener, dem man es zutraute, in der Welt zurechtzukommen, aus Kenwood entlassen. Ich hatte meinen Aufenthalt dort genossen und echte Freundschaft mit anderen geschlossen, und mein Abschied war wehmütig und durchdrungen von der ursprünglichen und eigentlichen Bedeutung des Wortes «Lebewohl». Wir waren gemeinsam einen kurzen, aber wichtigen Teil unseres Lebensweges gegangen, wir hatten unsere Gefühle mit seltener Vertrautheit und Offenheit mit-geteilt, und nun trennten wir uns, gingen unserer Wege und wünschten einander eine gute Reise auf der Straße des Lebens.

In Kenwood hatte ich großes Glück und tiefen Frieden erfahren, aber der Aufenthalt dort war ein Zwischenspiel in meinem Leben gewesen und mußte darum ein Ende haben. Ich war noch immer nicht ganz wiederhergestellt und wollte ein anderes Urteil einholen – das Urteil eines erfahrenen Orthopäden, der mich unbefangen untersuchen und mir einen Rat für die Zukunft geben würde.

Ich rief Mr. W. R. in seiner Praxis in der Harley Street an. Er sagte, ich solle am nächsten Tag kommen.

Ich erschien voller Hoffnung, aber ohne besondere Erwartungen. Er war ein freundlicher Mann mit einer gesunden Gesichtsfarbe, in dessen Gegenwart ich mich sogleich ganz unbefangen fühlte, und der mir aufmerksam zuhörte und nur gelegentlich eine gezielte Frage stellte. Er vermittelte mir den Eindruck, daß er nicht weniger an *mir*, an mir als Person, als an meinem Problem interessiert war, und er schien unbeschränkt Zeit zu haben, obwohl er, wie ich wußte, einer der gefragtesten Spezialisten in ganz England war. Er hörte mir mit vollendeter Konzentration und Liebenswürdigkeit zu und nahm dann rasch, aber mit der Autorität des Fachmanns, eine genaue Untersuchung vor.

Das ist ein Meister, sagte ich zu mir. Ich werde auf ihn hören, so wie er mich angehört hat.

«Eine bemerkenswerte Erfahrung, Dr. Sacks», sagte er schließlich. «Haben Sie schon daran gedacht, ein Buch darüber zu schreiben?»

Ich war verwirrt und geschmeichelt und sagte: Ja, dieser Gedanke sei mir schon gekommen.

«Diese Entfremdung», fuhr er fort, «ist ein weitverbreitetes Phänomen. Ich habe bei meinen Patienten oft damit zu tun, und darum warne ich sie auch im voraus.»

Er ist tatsächlich ein Meister, dachte ich. Hätten die Dinge einen anderen Verlauf genommen, wenn *er* mich operiert hätte?

«In Ihrem Fall war die Entfremdung wegen des massiven Ausfalls der Propriozeption natürlich schlimmer. Am Knie kann ich diesen Ausfall noch immer demonstrieren, wenn er auch nicht mehr symptomatisch ist. Sie werden aber Symptome entwickeln, wenn Sie das Bein zu sehr anstrengen. Sie werden sich mindestens ein Jahr lang schonen müssen.

Und jetzt zu Ihrem Gang und Ihrem Knie: Sie gehen, als trügen Sie noch immer einen Gips. Sie halten das Bein steif, als hätten Sie kein Knie. Trotzdem können Sie das Bein bereits um fünfzehn Grad beugen – das ist zwar nicht viel, aber es reicht. Zum normalen Gehen reicht es – Sie müssen nur *Gebrauch* davon machen.»

Ich nickte.

«Warum gehen Sie, als hätten Sie kein Knie? Zum Teil aus Gewohnheit, denn so sind Sie mit dem Gips gegangen, zum Teil aber wohl auch, weil Sie Ihr Knie ‹vergessen› haben und sich nicht *vorstellen* können, wie es ist, das Knie zu gebrauchen.»

«Ich weiß», sagte ich. «So fühlt es sich für mich auch an. Aber anscheinend kann ich es nicht bewußt einsetzen. Immer wenn ich das versuche, fühlt es sich komisch an. Ich gehe nicht – ich stolpere.»

Er dachte einen Augenblick nach. «Wonach ist Ihnen zumute?» fragte er dann. «Welche Tätigkeit ist für Sie am natürlichsten? Was ist Ihre liebste sportliche Aktivität?»

«Schwimmen», antwortete ich ohne zu zögern.

«Gut», sagte er. «Ich habe eine Idee.» Auf seinem Gesicht lag die Andeutung eines irgendwie lausbubenhaften Lächelns. «Ich glaube, es wäre am besten, wenn Sie schwimmen gehen. Bitte entschuldigen Sie mich einen Augenblick. Ich muß telefonieren.»

Eine Minute später war er wieder da. Das Lächeln war jetzt breiter.

«In fünf Minuten wird ein Taxi hiersein», sagte er. «Der Fahrer wird Sie zu einem Schwimmbad bringen. Kommen Sie morgen zur selben Zeit wieder.»

Das Taxi kam und setzte mich am Schwimmbad an der Seymour Hall ab. Ich lieh mir eine Badehose und ein Handtuch und trat zitternd an den Beckenrand. Der junge Bademeister, der neben dem Sprungbrett saß, sah mich spöttisch an und sagte: «Na, stimmt was nicht?»

«Man hat mir gesagt, ich solle schwimmen gehen», sagte

ich. «Das hat mir der Arzt geraten, aber ich bin behindert. Ich bin operiert worden, und jetzt habe ich ein bißchen Angst.»

Langsam und träge stand der Bademeister auf, kam mit einem verschmitzten Gesicht auf mich zu und sagte plötzlich: «Los, um die Wette!» Gleichzeitig nahm er mir mit der Rechten den Gehstock weg und stieß mich mit der Linken ins Wasser.

Bevor ich begriff, was passiert war, fand ich mich wutentbrannt im Wasser wieder, und dann reagierte ich auf diese Unverschämtheit, diese Frechheit. Ich bin ein guter Schwimmer, ein «Naturtalent». Seit meiner Kindheit bin ich ein guter Schwimmer gewesen, seit frühester Kindheit sogar, denn mein Vater, ein Schwimm-Champion, warf uns mit sechs Monaten ins Wasser, in einem Alter also, in dem das Schwimmen instinktiv beherrscht wird und nicht gelernt zu werden braucht. Ich fühlte mich von dem Bademeister herausgefordert. Bei Gott, ich würde es ihm zeigen! Provozierend hielt er sich ein kleines Stück vor mir, aber ich schwamm in schnellem Kraul vier ganze Bahnen und hörte auch dann nur auf, weil er «Genug!» rief.

Ich stieg aus dem Becken – und stellte fest, daß ich normal ging. Das Knie arbeitete jetzt, es war vollständig «zurückgekehrt».

Als ich Mr. W. R. am nächsten Tag aufsuchte, brach er in lautes Lachen aus und sagte: «Großartig!»

Er fragte mich nach Einzelheiten. Ich erzählte ihm alles, und er lachte noch mehr.

«Toller Bursche!» sagte er. «Er macht das genau richtig.»

Da begriff ich, daß die ganze Szene, der ganze Ablauf, auf *sein* Betreiben, auf *seine* Anregung zurückging, und daß er dem Bademeister genau gesagt hatte, was er tun sollte. Auch ich brach in Lachen aus.

«Eine verrückte Sache», sagte er. «Es scheint immer zu funktionieren. Was man braucht, ist Spontaneität. Man muß *mit List* zum Handeln gebracht werden. Und wissen Sie was?» Er beugte sich vor. «Bei Hunden ist es dasselbe!»

«Bei Hunden?» wiederholte ich und zwinkerte begriffsstutzig.

«Ja, bei Hunden», wiederholte er. «Bei meinem zum Beispiel. Ich habe einen Yorkshire-Terrier, eine süße Hündin. Sie hatte sich ein Bein gebrochen. Ich habe es gerichtet, und der Bruch ist wunderbar verheilt, aber trotzdem ging sie nur auf drei Beinen. Sie hörte nicht auf, das gebrochene Bein zu schonen, und hatte vergessen, es zu gebrauchen. So ging das zwei Monate lang. Sie wollte einfach nicht normal gehen. Also fuhr ich mit ihr nach Bognor*, nahm dieses liebe, dumme Tier auf den Arm und watete ins Meer hinaus. Ich ging so weit hinaus, wie ich konnte, und dann ließ ich sie los, so daß sie zurückschwimmen mußte. Sie schwamm mit einem kräftigen, gleichmäßigen Paddeln und trabte anschließend auf *allen vier Beinen* über den Strand. In beiden Fällen dieselbe Therapie: Spontaneität, etwas Unerwartetes, das irgendwie einen natürlichen Bewegungsablauf auslöst.»

Diese Geschichte und besonders Mr. W. R. gefielen mir außerordentlich. Ich war ganz zufrieden, mit einem Hund verglichen zu werden – das schien mir weit besser, denn als «einmaliger Fall» bezeichnet zu werden. Außerdem schwang darin etwas von der elementaren Natur der tierischen Seele und dem animalischen Wesen der Bewegung, von Spontaneität, Musikalität und Lebendigkeit mit.

Spontaneität! Das war es! Aber wie sollte man Spontaneität planen? Das war fast ein Widerspruch in sich. Es war geradezu lächerlich klar, daß der Kern von Mr. W. R.s Theorie und Praxis der Therapie die Spontaneität, das Spielerische war: das Aufspüren einer Tätigkeit, die natürlich und bedeutungsvoll und der Ausdruck eines Willens war, der sich an sich selbst erfreute – «condelectare sibi», um es mit den Worten des Scholastikers Duns scotus zu sagen. «Was macht Ihnen Spaß?» hatte er gesagt. «Was bereitet Ihnen Genuß?» Mr. W. R.s Therapie war im Grunde «Scotianisch», und er hatte sich intuitiv den Standpunkt zu eigen gemacht, daß alle Funktion in ein Handeln eingebettet und somit der Schlüssel zu jeder Therapie das Handeln ist, sei es nun spielerisch, ernsthaft, impulsiv, spontan, musikalisch, theatralisch – solange es nur ein Handeln ist.

Am nächsten Tag ging ich in Kilburn ins Schwimmbad – in

* Bognor Regis, engl. Seebad am Kanal. (Anm. d. Übers.)

das mein Vater mich vor vierzig Jahren geworfen hatte – und gab mich einem scotianischen Schwimmvergnügen hin, das ich so genoß, daß ich gar nicht mehr aufhören wollte, denn bei einer Tätigkeit, die Spaß macht, empfindet man, im Gegensatz zu einer mühseligen Tätigkeit, keinen Druck und keine Erschöpfung, sondern nur Freude und inneren Frieden. Als ich schließlich, nicht ausgepumpt, sondern erfrischt, aus dem Becken stieg, sah ich den Bus, den ich nehmen mußte, um die Ecke biegen. Ich reagierte ohne nachzudenken, rannte ihm nach, holte ihn ein, sprang auf und lief die Treppe zum Oberdeck hinauf. Und damit war die scotistische These abermals und in zweifacher Hinsicht bestätigt: Ich hatte nicht gewußt, daß ich rennen oder springen konnte, und wenn ich es bewußt versucht hätte, wäre ich zu Schaden gekommen. Tatsächlich hatte ich noch am selben Morgen traurig zu mir selbst gesagt: «Du kannst zwar gehen, alter Junge, aber du wirst nie wieder rennen oder springen können.»

Lebenslustig ging ich am Freitagabend zum Ballsaal in Cricklewood. Ich sah den tanzenden Paaren mit Freude zu und spürte, wie groß der Gegensatz zu meiner Griesgrämigkeit fünf Wochen zuvor war, als ich mich voll Haß von den jungen Rugbyspielern in Highgate abgewandt hatte. Ich verspürte den Wunsch, den Impuls, ebenfalls zu tanzen, aber ich hätte es nicht gewagt – ich, ein Mann in mittleren Jahren, dem man gerade den Gips abgenommen hatte –, wenn mich nicht einige der Tänzer am Arm gepackt und in ihrer Ausgelassenheit gezwungen hätten, es ihnen gleichzutun. Ich brauchte nicht nachzudenken. Ich hatte keine Entscheidung zu treffen, denn bevor ich wußte, wie mir geschah, war ich in einer fröhlichen Bewegung, in einem natürlichen Willen – *ut natura* – gefangen.

Am nächsten Morgen schlief ich aus und wachte erst auf, als mein Bruder eintrat und sagte: «Hier ist ein Brief aus Moskau, von deinem Freund Professor Lurija.»

Zitternd vor Aufregung nahm ich den Brief entgegen. Sieben Wochen war es her, daß ich an Lurija geschrieben hatte, weil ich das Gefühl hatte, daß er, und nur er, verstehen würde, was ich zu Papier brachte. Als Wochen vergingen, ohne daß eine Antwort kam, hatte ich mir Sorgen gemacht, denn bisher hatte er jeden meiner Briefe sofort beantwortet. (Die Verzögerung hatte jedoch nichts zu bedeuten – er hatte nur eine Weile in seiner Datscha gelebt.) Wie würde seine Antwort lauten? Gewiß würde er schreiben, was er empfand. Er war zur Verstellung ebensowenig fähig wie zur Grobheit. Würde er also zart andeuten, daß ich hysterisch, verrückt gewesen war? Voller Angst vor meinen eigenen Gedanken riß ich den Umschlag auf.

Ja, ja, lieber Gott, er glaubte mir! Er glaube, was ich ihm geschrieben hatte – und fand es «höchst bedeutsam»! Er fand meine Beobachtungen überraschend, aber letztlich schlüssig. Sie standen im Einklang mit der Einheit, die man angesichts der funktionalen Einheit des Organismus erwarten durfte. Er hatte das Gefühl, daß ich tatsächlich «ein neues Gebiet entdeckte» und daß es wichtig war, meine Erfahrungen zu beschreiben.

Ach, was für ein Brief! Es war der schönste, verständnisvollste, hochherzigste Brief der Welt! Ein wohlwollender und zutiefst ermutigender Brief, ein Brief, der meine sehnlichsten Wünsche erfüllte; aber eben weil diese auf die Realität, auf Wissenschaft, Philosophie und Wahrheitsliebe gegründet waren, kamen Wunsch und Realität zur Deckung.

Trunken vor Glück machte ich einen Spaziergang zum Heath. In meiner Kindheit war der Hampstead Heath mein Spielplatz und mein Traumland gewesen, mein liebster Schauplatz für meine kindlichen Phantasien und Spiele. Als Heranwachsender und als junger Mann hatte ich mich abermals in ihn verliebt. Hier konnte ich, etwas gesetzter nun, mit einem Gefühl von Zeitlosigkeit den ganzen Tag lang mit meinen Freunden umhergehen und diskutieren. Und noch wichtiger war vielleicht, daß der Hampstead Heath später, als sich die kindlichen Phantasien in die wissenschaftlichen Träume und Theorien des jungen Mannes verwandelt hatten, den Hintergrund für lange, meditative Spaziergänge bildete.

Ich ging zum Parliament Hill, einer der höchsten Erhebungen, von der aus man einen guten Blick in alle Richtungen hat. Ich dachte an all das, was in den vergangenen neun Wochen geschehen war, an dieses gewaltige Abenteuer, das sich jetzt dem Ende zuneigte. Ich hatte Höhen und Tiefen geschaut, wie man sie gewöhnlich nicht zu sehen bekommt. Ich hatte dort verweilt und die äußersten Grenzen der Erfahrung erforscht. Jetzt würde ich sozusagen wieder auf die Erde hinabsteigen und ein normaleres, gewöhnlicheres Leben ohne die wilden Extreme und Offenbarungen der vergangenen Wochen führen. Ich empfand das als Verlust. Mein Abenteuer ging zu Ende. Ich wußte aber, daß etwas Bedeutsames geschehen war, das seine Spuren hinterlassen und mich von jetzt an entscheidend verändern würde. Ein ganzes Leben, ein ganzes Universum war in diese Wochen gepreßt worden. Diese Dichtheit der Erfahrung ist den meisten Menschen weder gegeben noch wird sie von ihnen gewünscht, aber mich, dem sie widerfahren war, würde sie umformen und leiten.

«Daß Ihnen das zugestoßen ist, tut mir leid», schrieb Lurija, «aber wenn so etwas passiert, kann man es nur verstehen und nutzen. Vielleicht war es Ihr Schicksal, diese Erfahrung zu machen; bestimmt aber ist es nun Ihre Pflicht, sie zu verstehen und zu erforschen... Tatsächlich erschließen und entdecken Sie ein neues Gebiet.»

VII. Verstehen

Die Wahrheit der Dinge ist letzten Endes ihre lebendige Fülle, und eines Tages werden, von einer höheren Warte als sie je ein Mensch [einer früheren] Generation hat erklimmen können, unsere Nachkommen, bereichert durch die Ergebnisse all unserer analytischen Untersuchungen, jene überlegenere und einfachere Sicht der Natur erlangen können.

William James

Verstehen

Die Gedankenarbeit war vorbei, und während der glücklichen Genesungswochen ruhte sich der Forscher aus. Es ging mir mit jedem Tag besser. Ich war aktiv. Ich freute mich an der Welt und war in einer Situation, die nicht mehr problematisch war.

Aber das Gefühl des Problematischen – des Problems, der vielen Probleme, denen ich gegenüberstand – war lediglich zeitweilig in den Hintergrund getreten und bekam wieder Konturenschärfe, als ich Lurijas Brief erhielt. Wo der behandelnde Arzt zu mir gesagt hatte: «Sie sind ein einmaliger Fall! So etwas habe ich noch nie von einem Patienten gehört», schrieb Lurija: «Ihr Brief faßt zusammen, was ich in den vergangenen fünfzig Jahren immer wieder in fragmentarischer Form gehört habe...» Warum, so fragte er, wurden solche Erfahrungen so selten artikuliert, und was mochte die Ursache einer solchen Erfahrung sein? «Der Körper ist eine Einheit von Handlungen, und wenn ein Teil des Körpers von der Handlung abgespalten ist, so entwickelt er sich zu etwas ‹Fremdem› und wird nicht mehr als Teil des Körpers empfunden.» Dieses Phänomen, schrieb er, sei im Zusammenhang mit Hirnverletzungen gut belegt, besonders bei solchen, die den sensorischen Lappen (oder Scheitellappen) in der rechten Gehirnhälfte in Mitleidenschaft gezogen hätten. Als Beispiel führte er das Pötzl-Syndrom an, bei dem, als Folge eines Gehirnschlags oder eines Tumors, die linke Hälfte des Körpers oder ein Teil von ihr ignoriert oder als fremd und unwirklich empfunden wird. Tatsächlich war dies auch mein erster Gedanke gewesen: daß ich während der Narkose einen Gehirnschlag erlitten haben mußte. Aber solche Syndrome waren kaum je als Folge einer *peripheren* Störung oder Verletzung beschrieben worden.

Trotzdem, so argumentierte Lurija, könne man sehr wohl auf einer peripheren Basis mit diesen negativen Phänomenen – Entfremdung, Derealisierung, Gleichgültigkeit, Unaufmerksamkeit – rechnen, weil «der Organismus ein einheitliches System» ist und daher ein Zusammenbruch des Systems erfolgen könne, ganz gleich, ob die ursprüngliche Störung zentraler oder peripherer Natur sei. Es könne jedoch sein, daß Ärzte – Chirurgen, Neurologen – entsprechenden Klagen ihrer Patienten abweisend gegenüberstünden, und möglicherweise sei es für solche Patienten schwer, ihre Gefühle mitzuteilen: Vielleicht sage der Patient nichts, vielleicht höre der Arzt nicht zu. Darum sei unter Umständen ein besonderer Patient vonnöten – etwa ein Patient, der selbst Arzt und Neuropsychologe sei –, um das Wesen dieser Erfahrungsstörung umfassend aufzuzeigen.

Lurijas Brief war, wie auch die vielen anderen Briefe, die er mir später schrieb, eine entscheidende Ermutigung und Unterstützung und bekräftigte mich in meinem im Krankenhaus gefaßten Entschluß, mich an die Erforschung dieses ganzen Problemkomplexes zu machen. Im Krankenhaus war ich ein verwirrter und verängstigter Patient gewesen, der sich mühte, mit einer persönlichen Notlage zurechtzukommen. Jetzt aber konnte ich als Arzt und Forscher an die Sache herangehen. Als Neurologe war ich an vielen Krankenhäusern tätig und behandelte auf den neurologischen Stationen viele hundert Patienten, die unter den verschiedensten Störungen und Krankheiten litten. Ich würde äußerst genaue Untersuchungen dieser Patienten vornehmen – klinische Untersuchungen, die auf Gesprächen und einer Prüfung des körperlichen Zustands beruhten, und physiologische Untersuchungen, die sich auf eine Reihe von elektrophysiologischen Techniken gründeten: Überprüfungen der elektrischen Potentiale in zerstörten (oder anderweitig inaktivierten) Nerven und Muskeln und der sogenannten «evozierten Potentiale» im Rückenmark und Gehirn, insbesondere in der Körperfühlsphäre (Lobus parietalis), der «Endstation» im Gehirn, wo die neurale Aktivität organisiert wird, um das objektive «Körper-Bild» zu schaffen.

Wären meine Verletzung und die darauf folgenden Erfahrungen nicht gewesen, so hätte ich eine solche Arbeit vermutlich nicht begonnen. Vorher waren meine Interessen in ganz andere Richtungen gegangen: Ich hatte mich mit Migräne, der Parkinsonschen Krankheit, postenzephalitischen Syndromen und mit dem Tourette-Syndrom befaßt. Für Störungen des Körper-Bildes hätte ich mich wahrscheinlich nicht interessiert, wenn ich eine solche, äußerst tiefgreifende Störung nicht am eigenen Leib erfahren hätte. Nachdem dies aber geschehen war – und auch ich vollkommen mißverstanden worden war –, war ich leidenschaftlich bestrebt, die Wahrheit herauszufinden, mit Hilfe klinischer und physiologischer Studien festzustellen, was tatsächlich geschieht, und, wenn möglich, zu einem grundlegenden Verständnis der Vorgänge zu kommen. Denn war dies nicht, um es mit Lurijas Worten zu sagen, «ein ganz neues Gebiet»?

Und wenn meine eigene Erfahrung mir ein Ansporn war, so stellte sie auch eine ganz besondere Qualifikation für diese Aufgabe dar. Denn im Gegensatz zu dem Arzt, der mich behandelt hatte, und den Vertretern des Standes der «Veterinärmediziner» (wie Lurija sie nannte) im allgemeinen, konnte ich mich nun den Erfahrungen meiner Patienten ganz öffnen, sie mit Hilfe meiner Phantasie nachvollziehen und mich in diesen Regionen der Angst offen und zugänglich zeigen. Ich würde meinen Patienten zuhören wie noch nie zuvor. Während sie durch ein Land reisten, das ich nur zu gut kannte, würde ich ihren gestammelten, halbartikulierten Berichten lauschen.

Damals wußte ich noch nicht, ob es auf diesem Gebiet irgendwelche Vorläufer gab, und es dauerte noch Jahre, bis ich auf sie stieß. Ich beschrieb diese seltsame Situation in einem Artikel, der in «London Review of Books» (Nr. 11, 1982) erschien:

> Erst drei Jahre nach meinem Unfall entdeckte ich Beschreibungen von Phänomenen, die den meinen ähnelten. Dann aber fand ich in rascher Folge gleich drei solcher Schilderungen: Weir Mitchells Arbeit, die auf seinen Erfahrungen im amerikanischen Bürgerkrieg basierte, Babinskis Bericht, ein ganzes Buch, das er während des Ersten Weltkriegs schrieb, und A. N. Leontjews und A. V. Zaporožecs Studie, die sich auf ihre Erfahrungen mit zweihundert Soldaten im Zweiten Weltkrieg gründete... Obwohl alle diese Autoren überaus hervorragende Wissenschaftler und ihre Publikationen von größter Bedeutung waren, habe ich nie jemanden kennengelernt, der von diesen Arbeiten gehört, geschweige denn sie gelesen hat – und diese sonderbare Vergeßlichkeit hat auch die Autoren selbst erfaßt. Weir Mitchell «vergaß» seine «negativen Phantome», Babinski «vergaß» sein «syndrome physiopathique»*, und Lurija «vergaß» Leontjews Werk, obwohl sein eigenes Werk den Anstoß dazu gegeben hatte und ihm gewidmet war.

Weir Mitchells Arbeit ist von besonderem Interesse. Als junger Neurologe arbeitete er im amerikanischen Bürgerkrieg mit Amputierten und veröffentlichte einen «klinischen Roman» mit dem Titel «The Case of George Dedlow». Dieses Buch war eine imaginäre und wunderbar phantasievolle Krankengeschichte eines Arztes, dem man sämtliche Gliedmaßen amputiert hatte. Der fiktive Arzt-Patient George Dedlow schreibt:

> Zu meinem Schrecken stellte ich fest, daß ich meiner selbst, meiner Existenz, zuweilen weniger bewußt war als früher. Dieses Gefühl war so ungewohnt, daß es mich mit großer Bestürzung erfüllte... Da ich nur zu gut wußte, wie absurd der Eindruck sein würde, den ich machte, sprach ich nicht darüber, sondern gab mir noch größere Mühe, meine Gefühle zu analysieren... Ich kann es nur als ein Nachlassen des selbstsüchtigen Gefühls der Individualität beschreiben.

* Babinski spricht in diesem Zusammenhang von einem «dritten Bereich», der weder hysterisch noch «organisch» im klassischen (neuroanatomischen) Sinn ist, sondern auf Schockeinwirkung und einer sich verstärkenden Hemmung spinaler und peripherer Mechanismen beruht und eine tiefgehende, posttraumatische physiologische Störung darstellt. Meine eigene «Physiopathie» gehörte offenbar in diesen «dritten Bereich».

Dedlow fährt dann fort, indem er diese Gefühle, jene tiefgreifenden und spezifischen Ausfälle dessen, was wir inzwischen Körper-Bild und Körper-Ich nennen, dem «ewigen Schweigen... der großen Nervenknoten, die den Gliedmaßen zugeordnet sind», zuschreibt. Es ist interessant, daß Weir Mitchell dieses Buch als «klinische Fiktion» veröffentlichte, bevor er mit seiner berühmten medizinischen Beschreibung von Phantomen begann. Vielleicht hatte er den Eindruck, daß die Öffentlichkeit, daß phantasievolle Leser bereit waren, über Dinge nachzudenken, die seine Kollegen als Hirngespinste abtun würden.

Im Lauf der Jahre arbeitete ich mit etwa vierhundert Patienten. Wo immer es möglich war, machte ich als Ergänzung zum Gespräch und zur Untersuchung Videoaufnahmen und nahm elektrophysiologische Messungen vor. Ein typischer Fall war der einer alten Frau mit einem gelähmten, schlaffen linken Bein. Zunächst dachte ich, dies sei die Folge eines Schlaganfalls, aber dann stellte sich heraus, daß sie eine komplizierte Hüftfraktur gehabt hatte, die nicht nur eine Operation, sondern auch eine lange Ruhigstellung in einem Gipsverband erforderlich gemacht hatte. Obwohl diese Operation drei Jahre zurücklag, spürte sie das Bein nicht und konnte es nicht gebrauchen. Es lag keine anatomische Verletzung des Nervs vor, und die Übertragungsgeschwindigkeit der Nerven war normal, aber die Muskeln waren ganz und gar atonisch und zeigten eine vollkommene «elektrische Stille» – ein Fehlen jeder funktionalen oder Haltungs-Innervation. Sie selbst hatte das Gefühl, das Bein sei «fort». Dementsprechend wurden bei Messungen des evozierten Potentials der sensorischen Hirnrinde keine Werte festgestellt, was auf ein Fehlen objektiver neuraler Informationen aus dem Bein hindeutete – ein objektiver Riß im Körper-Bild. (Obwohl sie nicht imstande war, gezielte Bewegungen zu machen, waren zuweilen spontane oder unwillkürliche Bewegungen aufgetreten, wie beispielsweise ein Wippen des Fußes im Takt der Musik. Dies legte eine Musiktherapie nahe – die gängige Physiotherapie hatte keine Besserung herbeigeführt. Unter Einsatz von Gehhilfen – etwa eines Delta-Rades – konnten wir ihr nach und nach das Tanzen ermöglichen, und schließlich gelang uns eine praktisch vollkommene Wiederherstellung des Beines, obwohl es drei Jahre lang wie tot gewesen war.)

Ich untersuchte fast fünfzig Patienten mit schweren peripheren Neuropathien – gravierenden sensorischen (und manchmal motorischen) Behinderungen von Händen und Füßen, die gewöhnlich durch Diabetes hervorgerufen waren. Alle diese Patienten hatten das Gefühl, daß ihre Hände und Füße fehlten oder fremde Objekte seien, die an Arm- und Beinstümpfen festgemacht waren. Auch hier zeigten Untersuchungen des evozierten Potentials eine schwere Behinderung oder ein Fehlen von perzeptueller Information und Repräsentation in den entsprechenden Bereichen der sensorischen Hirnrinde und einen objektiv nachweisbaren Verlust des Hand- und Fuß-Bildes.

Zweihundert Patienten litten an Verletzungen, Erkrankungen oder einer Unempfindlichkeit des Rückenmarks. Wenn man diese Patienten aufforderte, frei zu sprechen – was gewöhnlich bei neurologischen Untersuchungen nicht oft geschieht –, gaben sie bizarre Beschreibungen ihres Zustandes. Einige, die einen Halswirbel gebrochen hatten – wie ein Patient, der von Henry Head («Studies in Neurology», S. 529, siehe unten) beschrieben worden ist –, hatten das Gefühl, «nur aus Kopf und Schultern» zu bestehen. Solche katastrophalen Verluste des Körper-Bildes ließen sich durch Untersuchungen des evozierten Potentials leicht bestätigen.

Ich untersuchte zahlreiche Patienten, denen ein oder mehrere Glieder amputiert worden waren und die positive Phantome, negative Phantome oder beides schilderten. Auch hier fanden die manchmal bizarren und erschreckenden Störungen oder Defekte des Körper-Bildes ihre objektive Entsprechung in Störungen des empfangenden und abbildenden Hirnrindenbereichs.

Diese jahrelangen zahlreichen Beobachtungen und Forschungen führten zu einer klaren Antwort auf die erste meiner Fragen: Sind schwere Störungen des Körper-Bildes und des Körper-Ichs eine Folge peripherer Verletzungen, Erkrankungen oder Störungen? Die Antwort lautete eindeutig «Ja». Solche Störungen waren, wie Lurija vermutet hatte, in der Tat recht verbreitet – verbreitet und tatsächlich fast unvermeidlich, vielleicht auch allgemein, sofern eine hinreichende Unterbrechung des peripheren Empfindungs- oder Handlungsvermögens vorlag.

Des weiteren deuteten sie auf eine Antwort auf die andere Hälfte der Frage hin: Wenn solche Störungen tatsächlich so verbreitet sind, warum werden sie dann nicht häufiger beschrieben? Ich gestattete meinen Patienten, frei und ohne Einschränkung durch irgendeinen neurologischen Fragenkatalog zu sprechen, und erhielt immer wieder Beschreibungen von einer emotionalen und existentiellen Intensität, wie sie in der neurologischen Literatur nie oder nur selten zu finden ist. Jeder Patient mit einer schweren Störung des Körper-Bildes litt unter einer ebenso schweren Störung des Körper-Ichs. Es wurde immer deutlicher, daß ein solcher Patient in den betroffenen Gliedmaßen einer tiefgreifenden, mit dem Gefühl der Auflösung oder Zerstörung oder Auslöschung des Seins verbundenen Erfahrung unterworfen ist. Dies geht einher mit einer elementaren Derealisation und Entfremdung sowie gleichermaßen elementaren Gefühlen von Angst und Entsetzen. Wenn sie das Glück haben zu genesen, wird dies von einem ebenso elementaren Gefühl der «Re-realisation» und Freude gefolgt. Eine jede solche Erfahrung ist, um den mittelalterlichen Ausdruck zu gebrauchen, ein experimentum suitatis (ein Beweis der Selbstheit) – eine elementare Veränderung der Identität oder «Selbstheit» auf einer ganz klar umrissenen, organischen, neurologischen Grundlage. Wie gut war die Neurologie, eine empirische Wissenschaft, darauf eingerichtet, solchen radikalen Veränderungen der Realität oder Identität Rechnung zu tragen? In welchem Umfang konnte sie solche Erfahrungen zulassen?

Die klassische Neurologie basiert auf dem Konzept der Funktion – der sensorischen Funktion, der motorischen Funktion, der intellektuellen Funktion, usw. Ihr berühmtester Vertreter in England war Sir Henry Head (1861–1940). Sein beständiges Interesse galt unter anderem dem Wesen der Empfindung, und auf diesem Gebiet war er ein kühner Pionier.

Einige seiner frühesten Beoachtungen beruhten auf Selbstexperimenten. Er beschrieb sehr detailliert die Auswirkungen der Durchtrennung eines sensorischen Nervs in seinem Arm. Seine Studien der Empfindungen gipfelten im Konzept eines *Schemas* oder Körper-Bildes im Gehirn, durch das der Körper seine eigenen Bewegungen «kennt» und kontrolliert. Seine im Verlauf von etwa zwanzig Jahren gesammelten Erkenntnisse faßte er in seinem bedeutenden Werk «Studies in Neurology» (1920) zusammen. Aber lassen Sie uns sehen, wie Head eine tiefgreifende sensorische Störung beschreibt:

> Der Patient war gänzlich außerstande anzugeben, in welche Lage seine unteren Gliedmaßen gebracht worden waren. Knöchel, Knie und Hüfte konnten weiträumig bewegt werden, ohne daß er es bemerkte. Wenn seine Augen geschlossen waren, konnten sie von der ausgestreckten Position in jede Richtung bewegt und im Knie um vierzig Grad angewinkelt werden, während er noch immer glaubte, sie lägen ausgestreckt vor ihm im Bett. Erlaubte man ihm dann, die Augen zu öffnen, so legte sein überraschter Gesichtsausdruck ein beredtes Zeugnis von der Größe seines Irrtums ab.

Das ist eine wunderschöne Beschreibung. Mir ruft sie genau das ins Gedächtnis zurück, was geschah, als ich Schwester Sulu bat, mein Bein zu bewegen. Diese Beschreibung ist absolut richtig – aber ist sie genug?

Ich hatte selbst eine Patientin mit genau derselben Pathologie: Metastasen eines bösartigen Tumors hatten, verbunden mit dem Zusammenbruch einiger Wirbel, mehrere Spinalnerven angegriffen. Ihre Erfahrungen jedoch waren weit seltsamer, überraschender und erschreckender. «Mein Oberschenkel ist verschwunden!» sagte sie. «Einfach so.» Die Begriffe, die Head gebraucht, die Begriffe der klassischen Neurologie, eignen sich sehr gut, um einen tiefgreifenden Verlust von Funktion zu beschreiben, aber ein «Verschwinden» wie dieses können sie nicht fassen, denn es geht hier nicht bloß um den Verlust einer Funktion. Es mag sich um etwas handeln, das eine Folge eines Funktionsverlustes ist, aber an sich ist es weit mehr.

Solange Head sich darauf beschränkt, die Funktion zu testen und sich dieser Begriffe zu bedienen, entzieht sich etwas Lebenswichtiges, etwas Außergewöhnliches seinen Beschreibungen. Das ändert sich, sobald er seine neurologische Ausdrucksweise für einen Augenblick vergißt und einfach die genauen Worte seiner Patienten wiedergibt. Bei solchen Gelegenheiten (es sind nur wenige) kommt etwas unendlich viel Verblüffenderes zum Vorschein. So lesen wir von einem Patienten, der sich beklagte, daß sich «sein rechtes Bein genau so anfühlte, als sei es aus Kork» (S. 412), oder von Leutnant W., dem nach einem Flugzeugabsturz bewußt wurde, daß er sich das Rückgrat verletzt hatte, weil er «das Gefühl hatte, nur noch Kopf und Schultern zu haben» (S. 529). Man kann nicht behaupten, Head habe kein persönliches Interesse an seinen Patienten gehabt. Mein Vater, der vor fünfundsechzig Jahren bei ihm famuliert hat, erzählte mir, er sei «voller Neugier und Mitgefühl» und von den seltsamen Erfahrungen, die seine Patienten ihm erzählten, fasziniert gewesen. Aber *als Neurologe* läßt er diese Erfahrungen aus und erwähnt sie nur sehr selten und unabsichtlich. Sie erhalten nie eine zentrale Betonung oder Bedeutung. Und das scheint auch für die klassische Neurologie im allgemeinen zu gelten: In ihrem Bestreben, eine exakte Wissenschaft von der Funktion zu sein, muß sie alle Erkenntnisse, die über das Reich der Funktion hinausgehen, ausschließen. Nur wenn sie sich sozusagen vergißt, kann sie solche Erkenntnisse zulassen und die Erfahrungen der Patienten wahrheitsgetreu und unverzerrt wiedergeben; sobald sie aber wieder auf ihre empirische Strenge zurückgreift, läßt sie diese Erfahrungen nicht durchkommen.

Paradoxerweise war die Neurologie nur in ihren vorwissenschaftlichen Anfängen, bevor sie von ihren eigenen Konzepten zu sehr eingeengt wurde, empfänglich für die ganze Einzigartigkeit solcher Erfahrungen. So war Weir Mitchell im amerikanischen Bürgerkrieg in den sechziger und siebziger Jahren des 19. Jahrhunderts offen für das geistige Konzept von Phantomgliedern und die existentiellen Auflösungserscheinungen, die «George Dedlow» so eindringlich beschrieben hat. Weir Mitchell berichtet von Hunderten von Patienten, die diese Symptome zeigten. Um die Jahrhundertwende sind solche Beschreibungen jedoch äußerst selten geworden. Für irgend etwas Existentielles war in der Neurologie kein Platz mehr.

Obwohl die klassische Neurologie ihren Sinn hatte und immer noch hat und zum Studium der «niederen» Funktionen unerläßlich war, wurde doch nach und nach deutlich, daß ein neuer Ansatz, eine neue Wissenschaft, erforderlich war. Während des Zweiten Weltkrieges wurde aus dieser Notwendigkeit eine Krise. In der Sowjetunion wuchs die neue Wissenschaft der Neuropsychologie, deren Entstehung sich in den dreißiger Jahren bereits hatte ahnen lassen, aus den Kinderschuhen heraus. Ihre Entwicklung verdankt sie maßgeblich den Lurijas (R. A. und A. R., Vater und Sohn), Aleksej N. Leontjew, H. A. Bernstein und anderen. Für Patienten mit Nervenverletzungen konnte im Ersten Weltkrieg nur wenig getan werden. Man verschrieb ihnen Physiotherapie, in der Hoffnung, daß die Zeit und die Natur Linderung schaffen würden. Im Zweiten Weltkrieg schuf der Bedarf an einer rationalen «Neuro-Therapie» die Neuropsychologie und brachte Konzepte hervor, die über den Begriff der Funktion hinausgingen. Patienten, die eine Hirnverletzung oder eine anderweitige Nervenverletzung erlitten hatten, betrachtete man als Menschen, die beim Handeln auf eigentümliche Schwierigkeiten stießen. Die Neuropsychologie strebte danach, eine Wissenschaft vom Tun zu sein, und ihr zentrales Konzept war nicht «Funktion», sondern «funktionales System» und «Leistung».

Die klassische Neurologie war im wesentlichen statisch: Ihr Modell war ein Modell von festgelegten Zentren und Funktionen. Die Neuropsychologie dagegen ist im wesentlichen dynamisch: Für sie gibt es zahllose Systeme, die ständig interagieren und zusammenwirken. «Der Organismus ist ein einheitliches System», schrieb Lurija, und das ist auch das Credo der Neuropsychologie. Es ergibt sich das Bild einer großartigen, sich selbst steuernden, dynamischen Maschine, und Bernstein, ihr hervorragendster Theoretiker, war, fünfzehn Jahre vor Norbert Wiener, der eigentliche Begründer der Kybernetik.

Diese großartige Maschine enthält «Programme», «Engramme», «innere Bilder», «Schemata» – Verfahrensweisen, Prozeduren, die analysierbar und, in einem gewissen Umfang, manipulierbar sind. Wo die klassische Neurologie recht hilflos lediglich eine «reduzierte Funktion» sieht, reagiert die Neuropsychologie konstruktiver, identifiziert das betroffene System oder die betroffene Interaktion von Systemen und versucht, eine Rehabilitation herbeizuführen, indem sie ein neues System oder eine neue systematische Zusammenarbeit zwischen Systemen entwickelt, was durch die «Freiheit» oder Plastizität des Nervensystems ermöglicht wird. Die theoretischen und praktischen Kräfte, die dadurch frei werden, sind gewaltig. Und doch ist man sich dessen, so unglaublich das klingt, im Westen kaum bewußt.

Ein geradezu revolutionäres Buch, das ich kurz erwähnt habe, ist «The Rehabilitation Of the Hand» von Leontjew und Zaporožec. Ich habe noch nie einen Kollegen kennengelernt, der es gelesen hat, obwohl es 1948 in einer englischen Übersetzung erschienen ist. In ihm wird ein Syndrom beschrieben, das dem meinigen entsprach und bei zweihundert Soldaten mit verletzten und operativ wiederhergestellten Händen auftrat. Trotz einer (jedenfalls im Sinn der klassischen Neurologie) anatomischen und neuralen Unversehrtheit litten alle diese Männer große seelische Qualen und waren nicht imstande, ihre Hände zu gebrauchen. Die wiederhergestellten Hände waren nutzlos und fühlten sich für ihre Besitzer «fremd» an, wie Objekte oder «nachgemachte Hände», die an den Handgelenken befestigt waren. Leontjew und Zaporožec sprechen in diesem Zusammenhang von einer «inneren Amputation», die auf eine «Dissoziation der gnostischen Systeme» zurückzuführen ist, welche normalerweise das Vorhandensein der Hände bestätigen und sie steuern. Dieser Zusammenbruch wiederum war eine Folge der Ruhigstellung der Hände durch Verletzung und Operation. Ziel der Therapie ist es daher, eine Reintegration der «abgespalteten» gnostischen Systeme zu erreichen. Und wie soll das geschehen? *Durch den Gebrauch der Hände.* Dies kann jedoch nicht direkt oder nach Plan ins Werk gesetzt werden. (Wenn das möglich wäre, könnte es gar nicht erst zu dieser Dissoziation kommen.) Anweisungen, die Hände zu bewegen, sind «sinnlos» und führen zu keinem Ergebnis. Man ist gezwungen, eine Art «Trick» anzuwenden, beispielsweise indem man den Patienten eine komplexe Tätigkeit ausüben läßt, bei der er – unabsichtlich – die Hand einsetzt. Der entfremdete Körperteil wird sozusagen überlistet, in Aktion zu treten, indem er dazu gebracht wird, an einem komplexen Handlungsablauf mitzuwirken. Sobald das der Fall ist – und dies geschieht typischerweise ganz plötzlich –, verschwindet das Gefühl der «Unwirklichkeit» und «Entfremdung», und die Hand wird unvermittelt als etwas Wirkliches und Lebendiges und nicht mehr als ein «Anhängsel», sondern als Teil des Selbst empfunden.

All dies kommt dem, was ich selbst erlebt habe, was ich bei meinen Patienten beobachte und was ich versuche zu bewirken, sehr nahe. Der Beweis für die grundlegende Richtigkeit solcher neuropsychologischer Vorgehensweisen ist die Tatsache, daß sie so gute Erfolge zeitigen. Und doch muß man sich fragen, ob die Konzepte ausreichend sind oder ob die Verfahrensweisen nicht deshalb funktionieren, weil sie die Konzepte transzendieren.

So wie Head sich gelegentlich vergißt und ohne Kommentar die Erfahrungen einiger Patienten wiedergibt und schreibt, daß ihre Beine sich anfühlten, als seien sie aus Kork, oder daß sie das Gefühl hätten, sie bestünden nur aus Kopf und Schultern, so sind auch die eindringlichsten Passagen in Leontjews und Zaporožecs Buch Transkriptionen tatsächlicher Erfahrungen, in denen von Händen die Rede ist, die sich «fremd», «tot», «unwirklich» und «aufgesetzt» anfühlen. Die Analysen, die Formulierungen sind weit weniger überzeugend. Das Buch hat etwas eigentümlich Doppeltes, Gebrochenes: Die Formulierungen sind mechanisch, analytisch, kybernetisch und ganz in die Begrifflichkeit von «Systemen» eingebettet, während die Erfahrungen und Handlungen der Patienten in der Begrifflichkeit eines Ich, eines Selbst beschrieben werden. Wenn eine Hand sich «fremd» anfühlt, so fühlt sie sich für *dich* fremd an; wenn etwas getan wird, dann bist *du* derjenige, der es tut. Das «Du» oder das «Ich» aber, das überall implizit enthalten ist, wird formal und explizit verleugnet oder nicht zugelassen. Dies ist der Grund für den sonderbaren doppelten Denkansatz des Buches und den eigentümlichen doppelten Denkansatz der Neuropsychologie im allgemeinen.

«Der Organismus ist ein einheitliches System» – aber was bedeutet ein System für ein wirkliches, lebendiges Selbst? Die Neuropsychologie spricht von «inneren Bildern», «Schemata», «Programmen» usw.; Patienten aber sprechen von «erfahren», «fühlen», «wollen» und «tun». Die Neuropsychologie ist dynamisch und dennoch immer noch schematisch, während ein lebendes Wesen vor allen Dingen ein Selbst hat – und frei ist. Das soll nicht heißen, daß keine Systeme beteiligt sind, sondern nur darauf hinweisen, daß Systeme in ein Selbst eingebettet sind und von diesem transzendiert werden.

Es ist das Ziel der Neuropsychologie wie auch der klassischen Neurologie, vollkommen objektiv zu sein, und eben darauf basieren auch ihre großen Erfolge und ihre Fortschritte. Aber ein lebendes Wesen und insbesondere ein Mensch ist vor allem *aktiv* – ein Subjekt, nicht ein Objekt. Ebendieses Subjekt, das lebendige «Ich», ist es, das ausgeschlossen wird. Die Neuropsychologie ist eine bewundernswerte Wissenschaft, aber sie schließt die *Psyche*, die Erfahrung, das aktive, lebendige «Ich» aus. Es kann kein Zweifel daran bestehen, daß Lurija sich dessen sehr stark bewußt war. Dies geht aus seinem ganzen Werk, besonders aber aus seinem Spätwerk hervor. Er schrieb mir einmal, er spüre den Drang, zwei Arten von Büchern zu schreiben: «systematische» Bücher (wie «Die höheren kortikalen Funktionen des Menschen und ihre Störungen bei örtlichen Hirnschädigungen») und solche, die er gern als neurologische Biographien oder Romane bezeichnete und die sich auf das leidende, handelnde «Ich» konzentrieren («The Man with a Shattered World», «The Mind of a Mnemonist»). Seine früheren Arbeiten sind ganz und gar objektiv, aber in späteren Jahren stellte er das Subjekt immer mehr in den Mittelpunkt, ohne Abstriche an Objektivität oder Genauigkeit zu machen. Und er hatte den Eindruck, daß dies absolut unabdingbar war, daß man sich ganz und gar in die tatsächliche Erfahrung des Patienten einfühlen und über den rein «veterinärmedizinischen» Ansatz hinausgehen müsse.

Wir haben gesehen, daß Erfahrungen wie die meinen häufig, ja sogar allgemein sind, wenn die Wahrnehmungsstörung oder das «afferente Feld», wie Leontjew es nennt, ein kritisches

Maß erreicht hat. Des weiteren haben wir gesehen, daß der objektive und empirische Charakter der Neurologie jede Berücksichtigung des Subjekts, des «Ichs», ausschließt. Wenn dieser Widerspruch, diese Sackgasse, vermieden werden soll, muß etwas sehr Grundlegendes geschehen. Außerdem ist die Zeit reif für diesen nächsten Schritt. Die klassische Neurologie hat sich durchgesetzt – und zwar schon in den zwanziger Jahren – und wird immer von dauerhafter Bedeutung sein. Die Neuropsychologie hat sich durchgesetzt – und zwar in den fünfziger Jahren – und wird immer von dauerhafter Bedeutung sein. Was wir jetzt und in Zukunft brauchen, ist eine Neurologie des Selbst, der Identität.

Es gibt zahllose Hinweise darauf, daß die Zeit dafür nun gekommen ist. In der zerebralen Neurologie ist es, besonders in den vergangenen fünfzehn Jahren, zu einer Krise gekommen. Lurijas Werk «Die höheren kortikalen Funktionen», das 1960 erschien, behandelt umfassend die funktionalen Systeme der linken Gehirnhälfte, geht aber auf die rechte Gehirnhälfte kaum ein. Die Methode der höheren kortikalen Funktionen läßt sich auf die rechte Gehirnhälfte nicht anwenden. Auf tausend Arbeiten über die linke Gehirnhälfte kommt nur eine über die rechte, und dabei treten Störungen und Erkrankungen gleichermaßen in beiden Hälften auf. Die Syndrome der rechten Gehirnhälfte aber sind, wie das Pötzl-Syndrom, außerordentlich seltsam und nehmen charakteristischerweise die Form einer Identitätsveränderung an. Solche Veränderungen sind nicht analysierbar als Störungen einer Funktion oder eines Systems – sie müssen als eine Störung des Selbst betrachtet werden. Diese Begrenzung, dieses Bedürfnis wird uns immer mehr bewußt.

Diese Krise der achtziger Jahre erinnert in eigentümlicher Weise an eine andere Krise, die vor zweihundert Jahren eintrat. Damals erreichte der philosophische Empirismus, das Vorbild für unsere empirische Wissenschaft, mit Hume seinen Höhepunkt, denn er war es, der ihn bis an seine Grenzen trieb und ihn und sich selbst zu einem fundamentalen Widerspruch zwang.

> So kann ich wagen... zu behaupten, daß [wir] nichts sind als ein Bündel oder ein Zusammen verschiedener Perzeptionen, die einander mit unbegreiflicher Schnelligkeit folgen und beständig in Fluß und Bewegung sind.

Folgerichtig war Hume gezwungen zu schließen, daß «persönliche Identität» eine Fiktion ist. Seine Schlußfolgerung stand jedoch im Widerspruch zu all seinen tiefsten Gefühlen. Er bezeichnete sie als «Chimära», und sie trieb ihn zu «philosophischer Verzweiflung».

Diese Verzweiflung, dieses Dilemma, löste sich 1781, als Kant seine «Kritik der reinen Vernunft» veröffentlichte. Und auch meine eigene Verzweiflung, mein eigenes Dilemma, löste sich, als ich «Die Kritik der reinen Vernunft» las. Ich hatte eine Erfahrung mit meinem «Selbst» gemacht, die ich nicht leugnen konnte, aber die Neuropsychologie ließ kein Selbst zu. In dieser Krise nahm ich meine Zuflucht zu Kant. Hier fand ich etwas, was die Analyse mir nicht geben konnte: das Konzept synthetischer Anschauungen a priori, das Erfahrungen zuließ, organisierte und ihnen einen Sinn gab. Es war dies das apriorische intuitive Erfassen von Raum und Zeit, das die Erfahrung strukturieren und ein Erfahren von Ich oder Selbst untermauern konnte. Diese Formulierungen lieferten mir, so glaube ich jedenfalls, die Grundlage dessen, was ich eine «klinische Ontologie» oder «existentielle Neurologie» nannte – einer Neurologie des Selbst, das in Auflösung und Erschaffung begriffen ist.

Der für mich entscheidende Absatz in der «Kritik der reinen Vernunft» (I, 2, §6) lautet:

> Die Zeit ist nichts anderes, als die Form des inneren Sinnes, d. i. des Anschauens unserer selbst und unseres inneren Zustandes. Denn die Zeit kann keine Bestimmung äußerer Erscheinungen sein; sie gehört weder zu einer Gestalt, oder Lage usw., dagegen bestimmt sie das Verhältnis der Vorstellungen in unserem inneren Zustande... Die Zeit ist die formale Bedingung a priori aller Erscheinungen überhaupt..., und zwar die unmittelbare Bedingung der inneren (unserer Seelen) und eben dadurch mittelbar auch der äußeren Erscheinungen.

Nach Kant verbindet die normale Erfahrung äußere Erscheinung und innere Verfassungen, verbindet äußere und innere Anschauungen, verbindet Raum und Zeit. Was mich aber aufgrund meiner eigenen Erfahrung und Beobachtungen besonders beschäftigte, war die Möglichkeit einer extrem fehlerhaften Erfahrung, der innere Verfassungen, äußere Erscheinungen oder beides fehlten. Eben die extreme Unterminierung der Erfahrung bildete, so schien mir, den Kern meiner eigenen Erfahrung und der gestörten Erfahrungen, von denen all meine Patienten berichtet hatten. Solche Erfahrungen oder elementaren Zusammenbrüche der Erfahrung waren ohne Kants Formulierungen nicht zu begreifen.

In ›kantianischen Begriffen war ein Skotom eine grundlegende neuroontologische Auslöschung (oder «Akantia»). Körperlich, physiologisch lag ein Fehlen von Nervenimpuls, Bild und Bereich vor; metaphysisch oder ontologisch jedoch handelte es sich um ein Fehlen der Vernunft und ihrer Konstrukte Raum und Zeit. Das «Flattern» – wie das Delirium aus unzusammenhängenden Bein-Bildern, das ich erlebt hatte, oder die filmartig «detemporalisierte» Zusammenhangslosigkeit einer Migräneaura – schien eine Art von Zwischenstadium in der Schaffung oder Zerstörung der Realität zu sein und als solches aus unzusammenhängenden äußeren Erscheinungen zu bestehen, die aller inneren Bedeutung oder zeitlichen Zusammenhänge beraubt waren. Musik dagegen war, obwohl sie nichts mit äußeren Erscheinungen zu tun hatte, der Inbegriff innerer Bedeutung, inneren Seins, der Seele.

Und hier, in der Musik – dem nahtlosen Fluß innerer Zustände, einer ununterteilbaren, sich gegenseitig durchdringenden, «Bergsonschen» inneren Zeit –, wurde das mysteriöse Wesen des *Tuns* erhellt. Paradoxerweise konnte man sagen, daß sich ein Fortschreiten nicht auf «Vorgehensweisen» und ein Tun nicht auf eine Abfolge oder Serie von «Operationen» reduzieren ließ. Fortschreiten oder Tun war im Grunde ein Strom, ein zusammenhängender Strom, ein Kunst-Strom, den man mit einer Melodie vergleichen mußte. Ohne diesen lebendigen Strom, diese kinetische Melodie und Äußerung, ohne das *Sein*, das aus sich selbst hervorströmte und sich äußerte, konnte es überhaupt kein Tun, kein Gehen, geben. Das war die «Antwort» auf solvitur ambulando.

Das fundamentale und *lebendige* Wesen des Handelns und Tuns, ja selbst der einfachsten, «animalischsten» Bewegungen, fand seine Entsprechung und Bestätigung in dem, was eintrat, wenn das Handeln unmöglich geworden war: in der grundlegenden Auslöschung, dem Nichts, der «Leblosigkeit» des Skotoms. Gleichwohl schien beides – Sein und Nichts – eigentümlich, ja geradezu aberwitzig schwer zu fassen zu sein, jedenfalls in einem geradlinigen «medizinischen» Gespräch. Daher die seltsame Sprachlosigkeit bei den Ärzten und mir, als ich diese Angelegenheit zur Sprache brachte: «Das ist nicht unsere Sache.» – «Wessen Sache ist es denn dann?» Ja, wessen Sache war es – und was für eine Sache war das überhaupt, dieses Handeln, dieses Sein, dieses Nichts? Man mußte das von innen heraus, am eigenen Leibe erfahren – diesen umfassenden Zusammenbruch des Handelns, diesen umfassenden Zusammenbruch der Erfahrung, diesen umfassenden Zusammenbruch ihrer «Kategorien», dieses elementare Empfinden von Raum und Zeit –, um zu erkennen, um was für eine Sache es sich handelte. Es war ganz einfach etwas «Kantianisches».

Die umfassende Auslöschung und Zerstörung, die das Skotom mit sich brachte, die umfassende Wiedererschaffung von Raum und Zeit, die die Genesung begleitete, das radikale, transzendentale Wesen beider konnte nur mit Hilfe einer kantianischen Formulierung begriffen werden. Mit der klassischen Neurologie oder Neuropsychologie ließ es sich nicht fassen, denn diese waren vorkantianische, empirische Wissenschaften. Die Wissenschaft, die man brauchte, wenn man die ganze Bandbreite der Erfahrungen, die Patienten machen können, jemals erforschen wollte, mußte eine transzendentale, «kantianische» Wissenschaft sein.

Dies war der Punkt, an dem ich angekommen war und mit dem ich mein letztes Buch «Awakenings» in seiner letzten Bearbeitung (1983) abschloß. Und obwohl der erörterte Bereich und die behandelten Phänomene so verschieden sind, bildet dieser Gedanke den Abschluß auch dieses Buches.

Und doch ist all das, was irgendwie so paradox und so

schwer verständlich scheint, die einfachste und offensichtlichste Sache der Welt. Es geht um nicht mehr und nicht weniger als um die Entdeckung, die Wiederentdeckung des tatsächlichen Standorts, der tatsächlichen Grundlage der Erfahrung. Kant schreibt: «... Das synthetische *a priori* hat die eigentümliche Eigenschaft, daß es eben die Erfahrung ermöglicht, die seinem eigenen Nachweis zugrunde liegt, und in dieser Erfahrung muß es selbst immer vorausgesetzt werden.» In diesem Sinne also hatte die Entdeckung von Kant und einer «kantianischen» Wissenschaft für mich etwas von Nostalgie, von Erinnerung, von Rückkehr zu etwas, das man irgendwie immer gespürt und gewußt hatte. So fand der Geist schließlich seinen Frieden und seine Heimat.

Und so komme ich mir vor wie jemand, der eine sehr weite Reise getan und zu einem Ende gebracht hat. Als ich am letzten Tag meiner Genesung auf dem Parliament Hill stand, hatte ich das vage Gefühl, als biete sich mir eine seltsame Aussicht. Mein Blick richtete sich vorwärts in die unvorstellbare Zukunft und schien gleichzeitig bis zu meinen frühesten Gedanken und Gefühlen zurückzureichen. So bin ich sowohl vorwärts als auch rückwärts gereist – aber das scheint in der Natur des Denkens zu liegen: daß es wieder zu seinem eigenen Ausgangspunkt, der zeitlosen Heimat des Geistes, zurückführt.

«Und das Ende unseres Forschens
Ist, an den Ausgangspunkt zu kommen
Und zum erstenmal den Ort zu erkennen.»

T. S. Eliot

Über den Autor

Oliver Sacks wurde 1933 als Sohn eines Arztes in London geboren. Nach Abschluß der St Paul's School studierte er Medizin am Queen's College in Oxford und beendete seine klinische Ausbildung am Middlesex Hospital. Nach einigen Jahren in der neurochemischen und neurophysiologischen Grundlagenforschung kehrte er zur klinischen Arbeit zurück.

Sein Hauptinteresse galt zunächst dem rätselvollen Migräne-Syndrom, worüber er 1970 eine anschaulich geschriebene wissenschaftliche Monographie veröffentlichte, die 1985 auch auf deutsch erschienen ist: «Migräne. Evolution eines häufigen Leidens».

Weitere Arbeitsgebiete des Autors waren Geisteskrankheiten, Verhaltensentwicklung und Verhaltensstörungen bei Kindern und dann vor allem die Behandlung von postenzephalitischen Patienten mit L-Dopa, denen sein zweites Buch mit dem Titel «Awakenings» (1974) gewidmet ist; deutsche Ausgabe unter dem Titel: «Bewußtseinsstörungen. Die Geschichte der Weckdroge L-Dopa» (1989).

Das vorliegende Buch «Der Tag, an dem mein Bein fortging» erschien 1984 unter dem Titel «A Leg to Stand On».

Oliver Sacks war inzwischen nach Amerika übergesiedelt und Professor für Klinische Neurologie am berühmten Albert Einstein College of Medicine in New York geworden.

1985 erschienen von ihm 24 Artikel und Aufsätze über verschiedene neurologische Fälle von Menschen, die aus der

«Normalität» gefallen sind, unter dem grotesken Titel «The Man Who Mistook His Wife For a Hat» – und wurden zur allgemeinen Überraschung ein großer internationaler Bestseller-Erfolg, natürlich auch in der 1987 bei Rowohlt erschienenen deutschen Ausgabe mit dem Titel «Der Mann, der seine Frau mit einem Hut verwechselte».